TRANSLATED INTO 20 + LANGUAGES
The Most Read Parkinson's Disease Treatment Book In The World

# Parkinson's Treatment:
## 10 Secrets to a Happier Life

## パーキンソン病とともに生きる

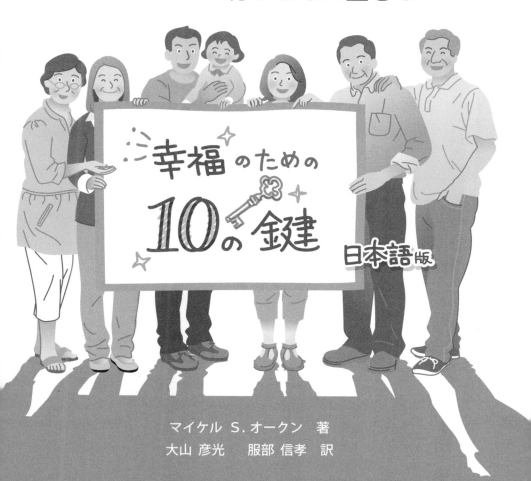

幸福のための10の鍵

日本語版

マイケル S. オークン　著
大山 彦光　　服部 信孝　訳

アルタ出版

Text copyright © 2013 Michael S. Okun, M.D.  All Rights Reserved

# 序　言

　　最近のパーキンソン病の推定人数は、驚くほど多いと言われています。もしこれが正確だとしたら、私たちは世界的流行の最先端にいると今すぐ気づかなければならないでしょう。世界のほとんどの人口密集国で、パーキンソン患者の数は2030年までに、なんと約3000万人へと増加すると考えられています。この統計値の増加は信じられないかもしれませんが事実です。そしてこれは高齢化によって加速します。加齢はパーキンソン病発症の基盤となる避けられない明白な危険因子であり、平均余命は伸びていますからパーキンソン病に悩まされる人数も増加するのです。言いかえれば、皆が100歳まで生きるとすると全員パーキンソン病になるということになり、それは世界的な危機と言えるでしょう。

　　全米パーキンソン財団（National Parkinson Foundation, Inc：NPF）のナショナルメディカルディレクターとして世界を旅する際に、私は何万人ものパーキンソン病患者とその家族や友人に会いました。彼らが思っている最も多い質問は、「人生と生活をより良くするために何ができますか？」です。私は、世界中のパーキンソンの患者と家族がそれらの思いを共有するお手伝いをしたいと思いこの本を書きました。また、そのような気持ちから、皆さんがパーキンソン病とともに、より希望と幸福に満ちた人生を送るときの秘訣になる言葉をみいだせるように、私たちと以前働いたフェローや同僚のネットワークを通じて英語で書かれたこの本をできるだけ多くの言語に翻訳しました。

マイケル　S. オークン

# 目 次

序言 ..... 3

序章 ..... 6

第1章　症候を知る ..... 12

第2章　人生にはタイミングが重要、
　　　　パーキンソン病では決定的に重要 ..... 30

第3章　脳に電極を入れたら
　　　　パーキンソン病は良くなるのかたずねよう ..... 37

第4章　うつと不安を積極的に治療しよう ..... 53

第5章　快適な睡眠 ..... 61

第6章　パーキンソン病にも起こる中毒様症状 ..... 66

第7章　運動は脳機能を改善する ..... 78

第8章　入院に備えよう ..... 84

第9章　常に新しい治療法についてたずねよう ..... 93

第10章　幸福と有意義な人生への希望に火をつける ..... 116

用語集 ..... 118　　翻訳版著訳者 ..... 119　　参考文献 ..... 120　　著者について ..... 130

# 序章

「あなたはパーキンソン病です」という言葉は、毎年毎年世界中で50,000人の心を突き刺し、夢を奪っています。診断のショックが落ち着いた後は、新たな言葉が患者の考えを支配します。
**「治る病気なのだろうか？」**
**現時点では、答えは「ノー」です。** こうして新たに診断された患者は無意識に混沌とした不安定な道の上に立たされてしまうのです。

死と人類について考えた魯迅は19-20世紀の傑出した中国人作家で、「希望は本来、有というものでもなく、無というものでもない。これこそ地上の道のように、はじめから道があるのではなく、歩く人が多くなると初めて道ができる」と書きました[1]。 このように各世代のパーキンソン病の患者たちがこの長い道を築いたのです。たまたま通りかかった人が、このパーキンソン病の道を通る人々と出会って道を先に延ばすこともあります。パーキンソン病ではない他の人たちが、いろいろな理由でパーキンソン病の道をゆく旅行者とともに旅をすることを選ぶこともあります。この「他の人」こそが、道の終りに到達するための燃料となる希望と光を提供するのでしょう。

何千人ものパーキンソン病患者の話を聞いて、私は深く感化されました。彼らの豊かな経験は、治癒へ向うのに必要なモチベーションとなります。私たちにとってすでに聞いた話と同様に、いまだに知られていない話も重要なのです。この本は、パーキンソン病患者のための、より幸福で有意義な人生への道を描く助けとなる最も重要な話を集め、そのエッセンスを抽出したものです。この本を通じて、病気の対症療法でしばしば出くわす「当たり」と「はずれ」について検討していきます。理論と科学、また

それぞれの背景にある経験を理解することは、患者、介護者、家族の知識ベースを大いに強化し、知識の点と点を結び、パーキンソン病に関するミステリーを解き明かすことから、希望と幸福への解決の鍵の通路をみつけることができるでしょう。

　私が患者とその家族を初めて診るたびに、私はテレビアニメ「おさるのジョージ」ばりの細目と長いため息で迎えられます。この展開は、私が駆け出しのころに、パーキンソン病研究のためにマイケル・J・フォックス財団を訪問するためにニューヨークへ旅行したときのことを鮮明に思い出させます。
　私は財団の研究費の最初の受賞者の1人でした。夕食会のテーブルについたとき、カリフォルニア大学ロサンゼルス校から来た男性が彼の友人にささやきました。「彼がオークンかい？」。私はてっきり彼をずっと年上なのだと思いました。よく患者の配偶者が同じようなセリフを口にするのを耳にするからです。私がこういった言葉に腹を立てていると思う方もいるかもしれませんが、正直なところ、私はそういう言葉を聞くのが好きなのです。なぜならば、それは、大事な患者と重要な家族との旅の始まりの標識となるからであり、より幸福で有意義な人生がある目的地にたどり着くための希望の光への着火装置になったことの印なのです。長年にわたり、私はそれぞれの患者とともに成長してきました。彼らの旅は私の旅でもあるのです。

　私が父から学んだことに、「人生における決定的な瞬間を感知する能力」があります。スティーブ・ジョブスは、かつて彼のチームに「ここにいる誰もが、今この瞬間、私たちが将来に影響を及ぼしていると感じている」と言いました。同じように、私は初めて患者を診るときは、それが自分の就職の面接だと思っています。つまり、私は多くの人生を決める旅の「ガイド」役という職業に応募しているのです。私は個人の些細なことや家

族関係を共有し、親友として高レベルな「顧問」として信用されます。診察室に来た全員に、すぐに電子メール、ボイスメール、ホームページアドレスなど連絡先のすべてを渡しています。これは自分の言葉がいかに患者やその家族にとって重要か急激に気づかされたからです。

旅に出かけるときはいつも、ジョン・スタインベック（アメリカのノーベル賞作家）の言葉を思い出します。「旅とは結婚と同じようなものであり、コントロールしようとするのは間違いなのである」[2]。あなたがどれだけ計画しても、あなたがどれだけ蓄えても、あなたがどれだけ注意深くても、あなたがどれだけ価値がある人間でも、それでもあなたは私の診察室でパーキンソン病と診断されるかもしれないのです。

私は、気づけばいつも患者を中心にした治療における「希望」を埋めるための核心的な哲学的疑問を自問自答しています。対症療法的な治療などせずに、現実的に楽観的な希望を提供することができるだろうか？　私はそれが可能であると信じていますし、それがあなたの「本質的な価値」を発展させ、あなたの信念を育てると信じているのです。あなたが「本質的な価値」を発展させるならば、それは希望を育む種をまいていることになります。マハトマ・ガンジーは、「信仰はつかむものではない、それは心の中に育てるものである」と私たちに教えてくれています[3]。

「あなたの病気はパーキンソン病です」と伝えるのは決定的な瞬間です。その瞬間から、宣告された人とその家族をパーキンソン病から守ることが私たちの共通するミッションとなります。私たちは、人は病気によってではなく「本質的な価値」によって定義されると患者に教えなければなりません。

私は世界中を旅行して、パーキンソン病に罹りそれに向き合ってきた患者と家族に講演をしてまわる素晴らしい恩恵にあずかっています。毎日

新しい挑戦や新しい障害に取り組む人々の話や悲劇、勇気に心を打たれ感動しました。2006年以来、全米パーキンソン財団の「ドクターに聞こう」というインターネットの無料の国際公開討論で、10,000個以上の質問に答える機会にも恵まれました。この公開討論を引き継ぐように依頼があり、全米パーキンソン財団 の全米医学ディレクターとして署名をしたとき、この経験がどれだけ私を変えるのか覚悟できていませんでしたが、この旅で出会った患者と家族によって、私の慢性神経疾患への理解はより深い高度なものとなっていったのです。

　私の人生で最も「屈辱的な」経験は、パーキンソン病と慢性神経疾患で苦しむ患者とその家族とともに、私も苦しんで過ごした時間です。私がインターネット公開討論でも何度も「屈辱的な」という言葉を使うのは、患者と家族の人生を変える単純で改善可能な問題を今は見つけたからなのです。それは、一部の患者にとっては再び歩くことを意味し、また別の方にとっては声を回復することを意味し、そして多くの方にとっては、彼らの夢を覆い隠し未来の幸福を奪った、うつ、不安、絶望という暗雲を晴らすことになりました。

　パーキンソン病と慢性神経疾患の患者が直面する問題のほとんどは、多くの専門家にとっては当たり前のことですが、多くの患者と家族は、いくつかの簡単な「解決の鍵」を知らないままであると私は確信していました。これらの解決の鍵は－知りさえすれば－人生を変えることができるのです。これらの解決の鍵は－完全に受け入れられれば－何百万人もの人々に、世界規模の希望、より良い人生、より有意義な生活を提供することができるのです。

　この本の目的は、希望と幸福な人生のための「10の解決の鍵」を、パーキンソン病と慢性神経疾患によって影響を受けたすべての人々と共有することです。ちょうど本を書き始めていたとき、私はテレビ解説者モール・

コンドラックと夕食をともにしました。尊敬すべきジャーナリストとして37年のキャリアがある彼は、ベルトウェイ・ボイズ、マクラフリン・レポート、ロール・コールなど重要な政治シンクタンクへの主な寄付者でもあります。モールの妻は患者でもありNIHとエモリー大学で私のメンターとその同僚による治療を受けています。モールはパーキンソン病についてより多くの研究とより良い治療のための組織作りや宣伝において、率直かつ重要な人物の1人となりました。その後、彼の妻ミリーはパーキンソン病ではなく、違う慢性神経疾患があることが分かりましたが。

モールの話から、共有することにより小さい解決の鍵であってもパーキンソン病を超えて広げることができる、そして治療の解決の鍵が慢性神経性障害をもつすべての人にうまく行きわたるようにしなければいけないと、私は信じるようになりました。私は、彼のアドバイスを守るために最善を尽くしてきたのです。

この本の各章では、1つずつ重要な解決の鍵を明らかにして、その背後にある見識や理論、経験と科学を解説します。その上で、各章では、その解決の鍵を教えてくれた患者についてはもちろんですが、少しばかり私自身のことをお話しします。これらの患者は信念の種を（私に）植えました。彼らは希望を育むことを学び、そして慢性疾患であっても幸福を成し遂げるのに必要な「本質的な価値」を見つけたのです。

私の最終的な目的は単純です。この本を通じて、この解決の鍵を共有して、世界中でパーキンソン病によって影響される可能性があるすべての人が利用できるようにすることです。私は、幸運にもほとんどすべての大陸で働くパーキンソン病専門医といろいろな職種の同僚を指導することに携わってきました。彼らは日々、模範的な患者中心の治療を提供し、彼らの世代と次世代のために希望を燃やしています。彼らはこの本を自国語

に翻訳して、可能な限り多くの人が利用できるようにしようという私の依頼に躊躇なく答えてくれました。彼らは私のヒーローです。

　先ほど述べたように予想されるパーキンソン病の有病率は驚異的です。この数をみれば、世界的な危機が起こる前にパーキンソン病と慢性神経疾患に緊急に対処する必要があるのは明らかです。人口の多い国々においてはパーキンソン病患者数が約 数千万人まで増えることになり、考えると恐ろしいことです[4]。パーキンソン病の発病の最も重要な危険因子は年齢であると分かっていますから、もし私たちが100歳まで生きるとすると、私たち全員はこの大きな事実に直面することになるでしょう。

　この本の目的は、信念を鼓舞し、希望の種を植え、患者が自らの「本質的な価値」を見つけ、人生をより良くするための「解決の鍵」を実行する手助けをすることです。パーキンソン病と慢性神経疾患によって影響されたあらゆる患者とあらゆる家族は、希望を見つけ自らを輝かせることができるでしょう。希望は幸福につながり、そして幸福は有意義な人生につながるのです。

 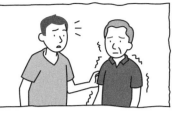

# 第1章 症候を知る

「私は兆候を探す。次にどこに行くべきかの兆候を。いつ兆候が現れるかは決して分からない。最も信仰心のない者でさえ、自分の信念が間違いであると証明されるのを待っている。」
　　　　　　　　　　　　　—ジュリアン・ローレン, *Pretty: A Novel*

　「お父さんの動きがおかしい」、「お母さんがふるえている」、「お母さんが足を引きずっている」、「銀行で、お父さんの署名が通らなかった」。これらは、私が初めて家族と会ったときによく強調される決り文句です。
　手書きの手紙は受取り損ねることがありますが、新世代の技術によりもっと速く連絡をとることが可能になりました。そしてより重要なことは、これらの技術によってもっとしっかりとした建設的な医師−患者関係を築くことができるようになったことです。

　私は、スマートフォンは医師−患者関係、医師−家族関係を密接にできる強力なツールであるとトレーニング中の若い医師に教えています。速やかで確実なスマートフォンの反応は、緊張をほぐし患者や家族とのコミュニケーションにちょうどよいのです。最初のコンタクトとその反応は、真の患者を中心とした共感を築くのに決定的に重要で、本当の共感を生むための代わりはないといってもよいほどです。

　難しい神経疾患に直面した患者と家族に接する際には、素早い確認と決

断が決定的に重要なのです。患者または家族が医師と連絡をとる頃には、根深い懸念と不満と不安といった因子の一つ以上は解決したことになります。最初に医師ができる最善のことは、すぐに反応し直ちに予約をとり、患者と家族の疑問に答えることによって安心してもらうことです。

フロリダ大学運動障害疾患・神経再生センターでは、サービスは完全でなければならないというのが私たちの哲学で、予約係、受付スタッフ、看護師に至るまでチームのあらゆるメンバーは、本当に患者中心医療のビジョンを大事にしています。私たちはこのアプローチが患者に有益であるばかりでなく、私たちをより良い医師に、より良い学際的なチームにすることに気づきました。マヤ・アンジェロウ（アメリカの女優・歌手・作家）は「人は何を言ったかを忘れ、何をしたかを忘れる。しかし、人は人にどう感じさせたかについては、決して忘れないということを学んだ」と言っています。

## 初診

数時間から数日後、とても悩んで集まった家族が診察のために受診する予定になっています。しばしば彼らは夜間フライトや長距離ドライブを経て到着します。私も父と一緒に同じような旅をし、同じような気持ちになったのを痛いほど記憶しています。その旅行はほぼ1分毎に私の記憶に永久に刻まれて、その間中、同じような病気を患っている他の人への強い共感を深めました。

これらの悩んでいる患者と家族は、最初の医師に受診したときのことを寝ても覚めても何度も頭の中で再生しているだろうというのは疑う余地もありません。多くの場合、それはPTSD（心的外傷後ストレス症候群）もしくは悪夢です。

医師としての私たちの仕事は、家族たちにこれは旅の終わりではなく、旅の始まりだと信じていただくことです。希望は助けを求める1枚の嘆願書とともに始まり、その希望の存在は、旅へといざなう松明に火をつけ育まれなければなりません。

　不安増強の一部は、家族内の対話から生じます。大抵、いくつかの「比較的普通」の脳疾患と比べて「うちのお父さんはどこが悪いのか」と考えることが多いのです。疑いは、いつも4つの主な病気、つまりアルツハイマー病、ルー・ゲーリッグ病（注：筋萎縮性側索硬化症）、脳卒中/脳腫瘍、パーキンソン病の4つのまわりをぐるぐる回ります。最近、パーキンソン病と診断される前にこれらの4つの病気の違いが分かるか、ダウンタウン居住者から有名なCEOに至るまで、外来で（一部の）家族に尋ねてみましたが、答えは「ノー」でした。彼らはこれらの4つの疾患は同じだけ、とにかくすごく悪いと考えていて、彼らが最も用いた言葉は「破滅的」でした。

　これらの4つの病気はすべて同じではないことは良い知らせであり、それは大きな希望の源であるに違いありません。これらの4つの病気を区別するためには「症候を知る」必要があるのです。これが第1の解決の鍵です。

## 医師であり指導者たれ、指導者であり教育者たれ

　これはフットボール・コーチとして成功し、さらに指導者・教育者としても成功したトニー・ダンジーから学んだ考え方です[5]。病気を診るうえで1つの重要な秘訣は、医師であるだけでなく医師兼指導者であり指導者兼教育者であることです。「医師」という単語はラテンの語の「教える」という意味の単語から由来しますから、医師として私たちは本来の仕事をし続けるべきであり、患者に対する「コーチ」としての役割を忘れてはな

りません。

　特にパーキンソン病の診断に家族や患者が打ちのめされているようにみえるとき、診断に間違えがないかチェックすることは非常に価値があると分かりました。あまりに多くの人が教育の価値を過小評価していて、しばしば「教えるべき瞬間」の機会を多く逃しています。ジョン・F・ケネディは、「教育というのは、私たちの最高の能力を開発する手段だと考えよう。なぜなら、私たち個人にはそれぞれ個人の希望があり夢がある。そしてそのそれぞれの希望と夢が教育を通じて実現されていけば個人の利益となり、またわが国の強さともなるであろうから」と、教育の重要性を主張しました。

## パーキンソン病はアルツハイマー病とは違う

　世界中の多くの人々が、パーキンソン病はアルツハイマー病の一種であると考えています。これは医学界の私たちがこの誤解を払拭する努力を十分にしてこなかった証拠です。サウスダコダのスーフォールズ、ブエノスアイレス、ロンドン、イスタンブール、北京、東京、その他の国、どこの患者にどこの会場で講義をしているかどうかは関係ありません。アルツハイマー病と同じくらい悪いというパーキンソン病に関する誤解が世界中の至る所に存在しているのです。

　より深く観察すると、この誤解に対していくらか理解できる点があります。両疾患とも脳の変性が問題となりますし、どちらも脳細胞が死んでいく病気で、顔の表情を含む見た目に変化が出て、家族と社会への目に見える重大な影響があります。両者とも総額数10億ドルもの給料の損失を起こし、保健医療費の出費がかさむことになります。最後に両疾患とも記憶を曇らせ人格を変える可能性があります。「彼は私が結婚した男性とまっ

たく別の男性だ」と配偶者が言うのを何度聞いたか分かりません。こういった類似点を考えると、人々がパーキンソン病とアルツハイマー病を似たように考えて、それを表現するのに「破滅的な」、「手に負えない」、「苛立たしい」といった共通の形容詞を使用するのも無理はないと思います。

　したがって重要なことは、私たちは医師兼指導者、指導者兼教育者として、パーキンソン病とアルツハイマー病との違いを認識して対処することを家族に教えることであり、それが彼らに力を与え希望に満ちた想いを抱かせることになるのです。

　家族と同様に病気を患っている患者本人が、パーキンソン病はアルツハイマー病と違うということを理解することは決定的に重要です。2つの病気を直接比較することで、臨床症状と疾患の進行において明確かつ重要な違いが分かるからです。脳を直接調べることにより、パーキンソン病とよく混同される3つのこれらの神経変性疾患（アルツハイマー病、ルー・ゲーリッグ、脳卒中/脳腫瘍）は、異なる疾患単位であると明らかに示すことができます。

　アルツハイマー病は神経変性疾患ですから、脳内の細胞は死んでいきます。この状態は、記憶障害、錯乱、幻覚、行動障害、思考困難などの症状をきたします。アルツハイマー病患者のごく一部は、こわばり、動作緩慢、ふるえ、歩行障害といったパーキンソン病でみられる特徴によく似た症状を示すので、これらの症状が重複すると、患者や家族は、いったいどちらの病気なのかと困惑してしまいます。医師がこの2つの疾患を区別するのに困る稀な場合には、運動障害疾患の専門知識をもつ神経内科医の診察を受けることや、陽電子放射断層撮影（PET）スキャンという強力な画像診断を受けることができます。

パーキンソン病によく見られる運動症状には以下のものがあります。

- ふるえ（静止時振戦）（20パーセントの患者ではみられない）
- こわばり（固縮）
- 動きが遅い（動作緩慢）
- 歩行とバランスの障害
- 字が小さくなる（小字症）

パーキンソン病によく見られる非運動症状には以下のものがあります。

- うつ、不安、気分障害
- 無気力
- 精神症状（妄想、幻覚）
- 認知機能障害（思考力の問題）
- 自律神経症状（起立時の低血圧、胃腸障害、便秘、発汗、排尿障害、性機能障害）
- 睡眠障害

　私の仲の良い友人であり患者でもある何人かは、長い年月をかけてアルツハイマー病に罹患しました。背が高くやせた大学教授であるジムはその1人です。私たちは2人とも歴史学、政治学、人文科学が大好きで、お互いが読んだ一般書の思い出にふけったものでした。私たちは過去についても話し、ジムが文章を終えるための正しい言葉が見つけられない時には私が助け船を出します。しかしながら徐々にジムは最近のやりとりの記憶のすべてを失い、そして時々受診の予約に来る道に迷うようにさえなりました。私がジムの診察中に部屋から出てまたすぐに中に入ると、まるで彼のハードディスクのリスタート・ボタンを誰かが冗談で押したかのように、その前のやりとりはまったく消滅してしまったように彼は対応しました。

これは、1日のうちに全米で500万人以上もの家族が何度も繰り返す展開であり、そしてジムとの経験から、私はアルツハイマー病と戦っている家族を苦しませる挫折と悲しみを垣間見たのです。配偶者と家族は何十年も蓄えられた記憶と共有する歴史がショックとともに失われるのに気がつきます。家族は介護者としての負担の症状でいっぱいで、「この人は自分のお父さんなの？」とか「この人は私が結婚した人かしら？」といった疑問が止まりません。記憶喪失や語想起障害や見当識障害といった典型的なパターンは、パーキンソン病の患者には普通は起こりません。これがアルツハイマー病とパーキンソン病との決定的な違いで、患者と家族は両疾患の決定的な違いを確実に理解する必要があります。

　アルツハイマー病は、タウと呼ばれる蛋白質が脳に沈着することに関連しています。茶色のタウ染色を脳の組織に行うと、病理学的にアルツハイマー病と診断する助けとなる「老人斑」や「神経原線維変化」がみられますが、パーキンソン病は明らかに対照的に、アルファ・シヌクレインと科学者や臨床医に呼ばれている別の蛋白質が沈着することに関連しています。フレデリック・レビー（ベルリンで生まれ、米国に移った病理学者）は、1912年に特殊な脳の蓄積物を偶然発見しました。これらの蓄積物は蛋白質の沈着物であり、そしてパーキンソン病と強く関係していることが証明されました。レビーが観察した沈着物は、病気そのものに至る原因に関連すると広く考えられ、異常な蛋白質の蓄積は、彼の功績をたたえて現在「レビー小体」と呼ばれています[6, 7]。

　医学では大きな発見について競争しますが、こわい病気に「発見者」の名をとって名付けることは常に私は奇妙に思っていました。治療法に名前を付けることはまだ理解できますが、自分の名前を病気や病気の蛋白質につけてもらうのは遠慮しようと思っています。

フレデリック・レビーの話をするのは、変性疾患の基礎と病気ごとの違いについて患者と家族に理解してもらうことの大切さを強調するためです。これらの問題をより深く理解し精通することは希望を促進するのに役立ちます。パーキンソン病とアルツハイマー病が違う病気であるという別のレベルの証拠は、侵される脳の領域の違いにあります。病気によって現れる症状を述べる際に、どの脳の領域によるかが重要です。

　アルバート・アインシュタインが亡くなったあと、彼が天才たる所以を説明しようと、彼の脳は精密に調べられ解剖されました。広く報告された空間記憶と数学に重要な領域が予想よりも大きかったことは、少なくとも彼の超人的な能力の一部を説明できるでしょう。アインシュタインの脳においての脳の特定の部分の変化は、「特徴」や「増強」を生みました[8]。しかしながら病気においては通常1つかそれ以上の脳の領域が麻痺します。神経内科医は、眼球運動、顔面の特徴、精神状態、筋力、反射などに生じている障害を調べることにより、1つかあるいはとても限局した脳領域を特定することができます。アルツハイマー病において主な病変部位は記憶に必須な部位の一つですが、パーキンソン病においては、最初に侵されるのは嗅覚、睡眠、消化機能にとって重要な領域です。症状を理解すること（症候を知ること）と、それぞれの症状が脳の特定部位に由来することを知ることは、なぜ病気は特定のパターンを示し特異的な症状を起こすかということを患者と家族が理解する助けとなります。

　パーキンソン病が進行するにつれて、異常な蛋白質は下部脳幹領域からより上、もしくは皮質領域と呼ばれる部分まで広がります。蛋白質が広がる過程で、多くの運動・非運動脳回路を壊し、重要かつしばしば目に見える症状を起こします。ノーベル賞受賞者スタンリー・プルシナーのような一部の科学者は、パーキンソン病で脳全体に広がるものは感染性の病原体に似ていると信じています。プルシナーはプリオンと呼ばれる脳内蛋

白質の発見で最も知られていますが、これらの蛋白質は、病的な状態では狂牛病やクロイツフェルト-ヤコブ症候群（これも最初に報告した2人の神経科学者の名をとって名付けられました）と呼ばれる急速進行性認知症を起こします。このことは長い間、誰にも信じられませんでした。彼の同僚や友人、アメリカ国立衛生研究所は皆、彼に背を向け、多くの人は彼の疾患進展の概念を笑いました。しかしながら、プルシナーのプリオン蛋白についての考えは正しいことが証明されたのです。さらに彼は最近、蛋白質が移動することができ、脳内で感染症のように作用することができるという考え方に注目しました。この可能性は病気が脳組織の中をどのように広がるかの興味深い説明となります[9]。

　パーキンソン病を引き起こす脳蛋白質が本当に感染のような徴候を呈するのでしょうか。プルシナーが彼の理論について話し始めるずっと前に、この領域に関心がある多くの科学者は、蛋白質処理過程がこの考え方を支持するかもしれないとすでに認識していました。興味深いことに、これらの科学者の何人かは、ユニークな反応を報告しています。健康なドパミン細胞をパーキンソン病患者の脳に移植すると、健康なドパミン細胞にパーキンソン病の蛋白質が「感染」することが分かったのです。ただ、悪い蛋白質が脳全体に広がるのは本当であるとしても、パーキンソン病が感染によるとは考えられていません。これらの悪い蛋白質がどうしてこのように広がるか、さらにはこれらの蛋白質の機能については正確には分からないままです。

　変性し始めて数か月か数年か後に、レビー小体は脳深部領域を越えて忍び寄り、運動機能（ふるえ、こわばり、動作緩慢）と非運動機能（うつ、不安、無気力、性的機能不全、記憶、思考）に関連する領域に知らぬ間に浸潤します。神経疾患を患っている患者とその家族は、脳の中の場所というものが何よりも重要なのであるということを認識する必要があります。場所

により症状が分かるからです。

　アルツハイマー病患者は早期から認知症状や記憶症状を示しますが、パーキンソン病では認知症状は軽度で、通常何年も先に症状がでます。科学者はその理由として、変性が脳深部の回路から認知と行動に関連するより高次の領域に広がるまでに時間がかかるからであると考えています[10, 11, 12]。ジョージ・バーナード・ショー（イギリスの劇作家）の「すべては早かれ遅かれ誰でも起こることである、十分な時間があれば。」という言葉は、残念ながら、パーキンソン病とアルツハイマー病における変化が、正常な老化現象を通しても起こることをもとらえているのです。

　アルツハイマー病のための現在の対症療法は、学際的なチームを活用すること、コリンエステラーゼ阻害剤（アセチルコリンと呼ばれる記憶を改善する化学物質を刺激する薬剤）、メマンチン（学習と思考に重要である化学物質グルタミン酸塩の調整作用をもつ薬剤）、そして行動訓練と患者・家族教育などです。アルツハイマー病に利用可能な薬やアプローチはほとんどの場合さほど有益でなく、記憶に対する効果は通常すぐに減弱してしまいます。

　一方、パーキンソン病のための治療はもっと豊富です。ドパミンという化学物質を補充することは「覚醒」を起こし、さらに他のいくつもの薬物治療的戦略によって、現代のパーキンソン病患者は、運動症状や非運動障害がはっきりしてくるまでは、満ち足りた有意義な年を生きることができるようになりました。これらの年月は、自分の人生において資産や人生の意味を成し遂げる可能性という希望を与えます。

## ALS とパーキンソン病を区別する

　ALS（筋萎縮性側索硬化症またはルー・ゲーリッグ病）は、パーキンソン病としばしば混同されますが、患者と家族に正しい情報を伝えればその違いを区別することは難しくありません。ルー・ゲーリッグ病は前角と呼ばれる脊髄の層の神経細胞の喪失によって生じます。この病気においては、神経細胞が失われ筋肉と適切に通信することができなくなってしまいます。こういう状態は、筋肉のピクツキや萎縮、筋力低下を起こします。のどと胸の筋肉も侵されることがあり、言語、嚥下、呼吸にも影響を及ぼすことになります。症例の約10パーセントは遺伝性で、ほとんどの症例は診断から死に至るまで2～5年ととても短くなっています。

　多くのアメリカ人は、ALSという病気の典型的な進行は、有名な理論物理学者であるスティーヴン・ホーキングのようであると信じています。しかしながら実際には、ホーキングはALSとしては例外です。ALSはパーキンソン病とは異なり、急速に進行するまったく異なる神経変性疾患であることに気づく必要があります。ALSには固有の蛋白質沈着物がありレビー小体類似物と呼ばれます[13]。

　ルー・ゲーリッグはアメリカ野球界の「鉄の馬」として知られていました。ゲーリッグのうち立てた連続試合出場記録（2130回）は、1995年にカル・リプケン・ジュニアによって破られるまで野球史上最長の記録だったのです。しかし彼が腕や脚の筋力が失われるのを感じて引退したとき、彼の筋肉は病気によって壊れていました。1939年に開催されたルー・ゲーリッグ感謝デーにおいて、「私は地球上の最も幸運な男性でした」という有名なスピーチを行ったゲーリッグは、1941年にこの世を去りました。野球界の「鉄の馬」を引退に追いやった急速に進行して筋肉が痩せていく病気とパーキンソン病は、まったく異なるということを理解

することは非常に重要です。

## パーキンソン病と脳卒中や脳腫瘍との違い

　時々外来で、パーキンソン病患者が心気症や不安を訴えてくることがあります。長年にわたってこういった問題は「ストレス」であるとみなされてきました。しかし現在では、これらは実際の変性疾患の過程の一部に関連することがあると分かっています。脳卒中や脳腫瘍の恐れは治療を妨げ結果に悪い影響を与える可能性があるため、強く不安を訴える患者には稀に安心のために脳スキャンを行うこともあります。

　ありがたいことにパーキンソン病と脳卒中や脳腫瘍との違いは、説明が比較的容易です。パーキンソン病で最初にみられる症状の1つは歩行時の腕ふりが低下することで、これが医師へ電話、電子メール、もしくは、直接、相談をしようと考える最初のきっかけとなることは稀ではありません。しばしばこれらの患者は、脳MRI検査で脳卒中も腫瘍もみられず、かかりつけの医師が困っていることがあります。

　プリンストン大学の前学長かつアメリカ第28代大統領であったウッドロー・ウィルソンは、ヘンリー・カボット・ロッジ（アメリカの政治家）とともに国際連盟に加わることに激しく抵抗した後、1919年に脳卒中を発症しました。ウィルソンは同年のノーベル平和賞の受賞者であり、彼は第一次世界大戦後の帝国主義列強を平和的連立として再構築するところでした。しかし1919年は彼にとって良い年ではありませんでした。脳卒中の壊滅的な症状により右半身の筋力低下、部分的失明、思考のむらを来たしたため、彼が歴史の表舞台から姿を消す年となってしまいました。彼の障害は5年間の間、公には伏せられていました。彼は部分的に回復しましたが、失われたものの多くは二度と回復しなかったのです[14]。

脳卒中とは、酸素が十分に届かないために脳組織の局所の領域が死滅することです。脳卒中とパーキンソン病を区別する最大かつ最重要な違いは、脳卒中は、通常、非進行性であるということであり、それは症状がさらに悪化することはないということを意味します。脳卒中も典型的には脳の特定領域を侵しますが、パーキンソン病では脳卒中とは異なり、筋力低下や半身麻痺といった状態にはなりません。

　同様に脳腫瘍も特定の領域を侵しますが、脳卒中とは異なり、通常は病気の経過とともに障害が進行して悪化します。病気の進展はパーキンソン病と似ている場合もあるかもしれませんが、脳腫瘍とパーキンソン病の間には多くのはっきりとした違いがあります。

　脳腫瘍は、頭蓋骨内で破壊的な塊を形成するまで分裂、膨張し続ける異常細胞の集りです。これらの集りは脳にむくみを起こし、正常な脳機能を圧迫したり破壊したりします。簡単な言葉で言うと、脳腫瘍に侵された脳の領域によって通常は直接起きる症状が予想できるのです。優れた神経内科医は、患者や家族と話した後にベッドサイドの診察を一通り行うことで、侵されている領域を特定することができます。

## 脳腫瘍

　1937年、フランクリン・ルーズベルト大統領は、世界で最も有名な脳神経外科医であるハーベイ・クッシングがどこにいるかすぐに見つけるよう、彼の部下に命じました。それは国家の非常事態でした。アメリカの象徴であり音楽界の偉人、ジョージ・ガーシュインが重篤な脳の腫れのためカリフォルニア病院のベッドに横たわっていたのです。ルーズベルトは、ガーシュインはもうじき死ぬかもしれないと説明されていました。ハーベイ・クッシングはすでに引退していたため、彼はウォルター・ダンディを推薦したのですが、ダンディは偶然、チェサピーク湾でヨット休暇中で

した。ダンディに電話をすることができなかったため、沿岸警備隊が彼をボートからつれ出しましたが、遅すぎました。ロサンゼルスのシダー・レバノン病院のユージン・ジスキンド医師が緊急手術を行いましたが、ガーシュインは助からなかったのです。

　ガーシュインはその前年から頭痛を患っており、「ゴミのにおいがする」とも訴えていました。それらの症状から予想されるように彼は精神病院に入れられました。彼の無気力と異常な行動に主治医は惑わされ、診断の遅れにつながったのです。ガーシュインが直面していた問題は際限なく増大する腫瘍でした。そして腫瘍が特殊な行動やけいれん発作を起こしていた上に、腫瘍が脳の嗅覚中枢を圧迫していたのです。腫れは筋力低下、瞳孔不同を起こし、最終的に死に至ります[15, 16]。

　パーキンソン病の患者は、同じく進行性の病気ではあっても、ガーシュインの例にみられるような症状と病気の急速な進行パターンは、パーキンソン病の経過とは異なるのだということを認識することが重要です。ALSになったルー・ゲーリッグや、脳卒中になったウッドロー・ウィルソン大統領を含む他の有名人の患者は、パーキンソン病との違いを示すのに良い例となります。

　脳腫瘍は実際にパーキンソン病をより理解するのに役立ちます。1893年にポール・ブロックとジョージ・マリネスコは、ドパミンの産生部位である脳の領域にある腫瘍の症例を報告しました。その領域は黒質と呼ばれています。この2人の医師は、振戦がありパーキンソン病を患っているかのように見えた患者を報告しました。その腫瘍は脳の生命維持に必要な領域を圧迫して、その結果パーキンソン症状を呈していましたが、実際にはパーキンソン病ではありませんでした[17]。

こういった腫瘍はとても稀ですが、実際に起きた場合、症状は片側だけであり「本当の」筋力低下や片麻痺を呈することがほとんどです。筋力低下と麻痺はパーキンソン病の症状ではありません。パーキンソン病は実際のところ、両側の脳を侵す、運動および非運動回路の緩徐な変性であり、さらには複数の脳領域と脳回路を侵すものなのです。

## パーキンソン病の歴史

　パーキンソン病は、以前には、アーユルベーダというインド医学の体系でKampavataと記され、さらにはガレノス（紀元前175年）によって「振戦麻痺」として記述されていました。おそらく最も有名な参考文献として、ヘンリー6世を書いたシェークスピアの作品の中に隠されているのを見つけることができるでしょう。作品の登場人物は、「男よ、汝なぜふるえるのか」との問いに「麻痺だ。恐れによるものではない。」と答えています。パーキンソン病という単語の使用は主に、非常に影響力のある19世紀のフランスの神経内科医ジャン＝マルタン・シャルコーの功績でした。しかし、パーキンソン自身より前に多くの人々がこの病気を記述している点には留意する必要があります。ジェームス・パーキンソン（1755-1824）は、ロンドン生まれの薬剤師の息子であり、1817年の振戦麻痺に関するエッセイのために、その名の由来になったと信じられています。彼は6例を記述していますが、そのうち実際に診察したのはわずかに3例で、しかも2例とは道端で会い、1例は単に観察しただけでした。ジェームス・パーキンソンについて最も不思議で、びっくりさせられる点の1つは、彼は神経内科医ではなく洞察力に満ちた注意深い家庭医であったということなのです[18]。

## パーキンソン病の基本的なこと

　パーキンソン病の診断を支持する最も初期の特徴かもしれない症状や徴候はたくさんあります。明らかな病気の変化がみられた時点で、脳内のドパミン産生細胞（黒質と呼ばれ、ラテン語の黒い物質に由来する）の約60パーセント（もしくはそれ以上）を失っていると推定されます。この細胞死は常に症状が出る前に起こります。症状出現前に覆い隠される細胞死の閾値は、腎不全でみられる現象に例えることができます。腎臓が機能不全を起こし始めるときには、すでに腎臓の細胞の約75パーセント以上は喪失しており一度失われた細胞は取り戻せません。腎不全患者では、ルーチンの検査によっては期待はずれなほどめったに異常が現れません。まさしくパーキンソン病の場合のように、1つの症状が出現する前に失われなければならない細胞の閾値があるのです。

　この現象は科学者の注意をパーキンソン病の前駆症状のスクリーニングテストをみつけることに向かわせました。それは大多数の脳細胞が失われる前にパーキンソン病を発見できるようにするためです。前駆症状の研究は、嗅覚テストや便秘、認知機能スクリーニング、睡眠障害（夢に反応するなど）、画像診断、さらに血液マーカーなどの領域に焦点があてられました。現在のところ、既知の遺伝子変異をもつ少数の家族例を除いて、パーキンソン病のための信頼性が高いバイオマーカーはありません。科学者が症状の進行を遅延させる治療をどうにか開発することができたら、バイオマーカーを通じて早期発見することは早期治療に必要不可欠となるでしょう。

　パーキンソン病の徴候は、ときどき顕著な静止時振戦のようにはっきりしていることもあります。しかし多くの場合、例えば字が正常よりも小さくなる小字症、肩の痛み、腕振り減少など症状は微妙で、専門でない医師

には症状だけではパーキンソン病を直ちに連想できないかもしれません。見つけるのが最も容易な症状は普通の「運動」症状（振戦、こわばり、動作緩慢）であり、これらは通常体の片側に起こります。パーキンソン病が片側に比べてもう一方の側で症状が重く、症状が非対称的なのはこの病気の最大のミステリーの1つのままです[19]。もしパーキンソン病がなぜ非対称の性質があるのかをみつけたら、ノーベル賞を取ってスウェーデンのストックホルムまで飛んでいけるよと、学生に冗談を言っているくらいです。

## 薬物治療の目覚め

薬物治療が発見される前は、パーキンソン病患者は固くなって動かなくなるので、精神病院に入院させられていました。もし今日、すべてのパーキンソン病患者が施設に収容されたとしたら、米国だけでも100から150万人の患者がいるので、保険システムは崩壊するでしょう。

施設に収容された患者はタオルをたたんだり、医師の回診中にカルテ入れを押したりするよう求められていました。皮肉にも、歴史は運動が治療アプローチとして有効だったことを証明することになります。この考え方は、より幸福な病気とともに生きる人生への重要な「解決の鍵」として数十年後に明らかになるのです。

ドパミン補充療法（レボドパまたはメネシット治療）の出現は、画期的なものでした。1990年の映画「レナードの朝」で描かれたように、患者は目覚めて生命のない彫像から完全に働く人間へと変化したのです。パーキンソン病を治療するための多数の専門的知識は、長年にわたり薬理学的に行動学的に、そして信じがたいかもしれませんが外科的に急速に蓄積されてきました。いろいろな点でパーキンソン病のための現実的な治療オ

プションは、他の神経疾患よりはるかに進歩しています。

## パーキンソン病における「アハ！」体験

　患者と家族が病院に行って、血液検査や高価な画像診断を含む「100万ドルの精密検査」を受け、最終的に「アハ！（注：なるほど、とハッとさせられる）」診断の結果をもらった瞬間、必然的に失望が始まります。パーキンソン病の診断において信頼性が高い血液検査はなく、単純な脳MRI検査では今のところ軽微か正常であると診断されるでしょう。パーキンソン病の診断に至る最善の方法は、経験豊かでよく訓練された神経内科医によって神経学的診察を受けることなのです[19]。あなたが、パーキンソン病の「アハ！」診断を受けた後も、あなたの旅は終わっておらず、建設的な日々が待ち受けているという確信を適切にもつべきです。

　パーキンソン病とともにより幸福に生きる第1の「解決の鍵」は単純です。パーキンソン病とはどんな病気か認識し受け入れることが、あなたの旅において重要な準備となります。トニー・ダンジーが言ったように、医師は指導者であるべきで、患者がこの先長い間、普通かもしくは普通に近い生活を送るために必要なより深い理解を患者に教えるべきなのです。

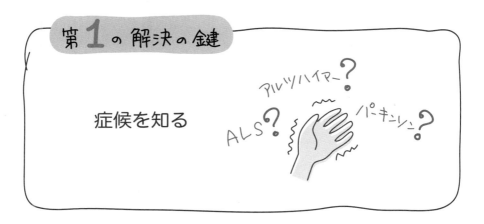

# 第2章 人生にはタイミングが重要、パーキンソン病では決定的に重要

「正しいことも、時機を間違えば、誤りになる。」

—ジョシュア・ハリス

　あなたが映画を見に行くとき、飛行機に乗ろうと走っているとき、そしてまた致死的な感染症の治療のために抗生剤を内服しないといけないときなどでは、タイミングが重要です。しかしながらパーキンソン病では、タイミングはただ重要なだけではありません。それは決定的に重要なのです。

　マサチューセッツ工科大学（MIT）のアン・グレイビエルは、脳細胞にはタイミング機構が内蔵されていることを最近発見しました[20]。アンは長年にわたって全米パーキンソン財団の研究委員会に携わっており、どのように、そしてなぜ脳細胞が時を刻むかを私たちがよく理解すれば、リハビリテーションと治療のより良いアプローチを開発できるということを強く主張しています。

　フロリダにある私たちの施設では、大手企業のCEOや著名人、政治家の治療も行っています。しかし患者のほとんどは普通のアメリカ人です。パーキンソン病患者は、平均して博識で、あたかも野球かフットボールの試合のボックススコアかのように治療薬や治療装置の進化を追い続けます。何億ドルものお金がベンチャーキャピタルと大企業の間を行き交う

ため、ウォールストリート・ジャーナルは重要な治療の開発のニュースを、時に主要な医学専門誌よりも早く伝えることさえあります。主な重点は、根治療法を見つけることですが、たまにハズレることもあります。希望を燃やし、幸福を成し遂げる秘訣の1つは、魔法のレバーを引くだけで治癒するのを期待しないことです。本当の魔法は、どのように、いつ、そのレバーをひき、それから何を期待するかにあるのです。

　私はパーキンソン病のような病気は他にないという印象をもっています。有名なインフルエンザの流行後のパーキンソン症状を呈した患者に関する映画をオリバー・サックスが書き、ロビン・ウィリアムズが主演しました[21]。これらの患者は精神病院に閉じ込められて生きていましたが、ドパミンと呼ばれる化学物質を含む薬を投与され、初めて患者は目覚め生き返りました。彼らは歩き、話し、笑い、泣き、そして家族を訪ね失われた年代を取り戻したのです。

　私は新規のパーキンソン病患者を診察するたびに、いったんドパミン作動薬を中止してもらい、慎重に診察をした後、「目覚め」を再現するためにドパミンを再投与します。ジョー・フリードマン（ロードアイランドのプロヴィデンスの著名な神経内科医）は、何年も前に「あくび」に注意するように教えてくれました。普通の「あくび」の後に続く目覚めを数千回も見ましたが、私はまだ畏怖の念を感じざるを得ません。そして、なぜ私がパーキンソン病の患者の診療が好きなのかを思い出すのです。私がすべての医学生に出す難問は、数分のうちに1粒の錠剤が神経学的に障害された状態から、完全に正常な状態まで人を変えることができる病気を挙げよというものですが、現在までこの難問に答えた学生はいません。

## 動かなくなった中毒患者

　1982年、ジョージ・カリージョは突然発症したパーキンソン病に見える症状のために、カリフォルニア救急室を受診しました。救急救命室（ER）のスタッフは混乱しました。パーキンソン病は慢性疾患でゆっくり進行する病気です。どうしたらわずか2、3時間前にジョージが完全に正常だったということがありうるのでしょうか？　レボドパ内服またはドパミン補充療法の後、彼は目を覚ましたのですが、ジョージの話はまだ始まったばかりでした。もっと多くの同じように急に固まった患者たちが救急室に現れるようになり、皆ドパミンの錠剤で改善したのです。

　ビル・ラングストン（現在カリフォルニア洲サニーヴェールのパーキンソン病研究所の責任者）は、驚くべき発見をしました。長期間の調査の後、ビルはパズルの大事なピースを見つけたのです。患者は全員、MPP+と呼ばれる合成麻薬の袋を受けとっていて、残念なことにこの薬包を作り出した化学者は少しですが重大な過失をしました。その結果ついにMPTPを製造してしまったのでした。MPTPは脳幹の小さな黒いドパミン細胞にとって有毒な化学物質です。これらの細胞は、ラテン語で「黒い物質」を意味する黒質と呼ばれていて、現在では、MPTPはパーキンソン病をひき起こし、MPTPによって誘発された障害はレボドパ投与によって改善することが世界的に知られるようになりました[22]。

　このMPTPの間違いは不幸なことで、受け入れ難いと思うかもしれません。しかし、この1回の悲劇的な間違いがドパミン補充療法そのものの発見以来、他のどの発見よりもはるかにパーキンソン病研究者の役に立ったと言ったら、あなたはどう思うでしょうか？「動かなくなった中毒患者」によって、ビル・ラングストンは、MPTPを毒素による実験モデルとして発展させました。このモデルは、繰り返しパーキンソン病の動物モデルを

作り出し、最もすぐれた確実に使用できるモデルの一つとなり、世界中の研究者がパーキンソン病の多くの解決の鍵を解明するために、ラングストンのモデルを使用しました。このようにして、元となったカリフォルニア救急室の症例は「動かなくなった中毒患者」として有名になったのです。

## タイミングの重要性

　オリバー・サックスが患者にドパミンを与えて「目覚め」させたときに知らなかったことは、ドパミンを長期に投与し続けるだけでは治療として十分でないということでした。パーキンソン病について最も重要な解決の鍵の1つは、多くの場合、薬物の内服のタイミングが内服そのものよりも重要だということです[19]。疾患が進行するにつれて、薬剤が投与されるタイミングが変化することは、調整が最もうまくいっているパーキンソン病患者は医師と非常に密接な関係を築いているということを示しています。経験豊かな医師または医療従事者は、薬物療法のレジュメをうまく調整し、生活の質を非常に良く改善することができるのです。

　パーキンソン病が進行するにつれて、80パーセントは安静時振戦を呈し、すべての患者は固縮、動作緩慢、歩行障害を経験し、5年後には、大半の患者は、薬物に関連したオン／オフ変動を呈します。いいかえると、ドパミン作動性薬の効果が次の内服の前に切れてしまったり、ドパミンの血中濃度が有効なレベルに達するのが遅れてしまったりするのです。多くの患者はジスキネジアと呼ばれるダンスのような運動を呈し、一部の患者では、歩行時、とくに出入口や狭いスペースを通るとき、急に固まり動けなくなります。ほとんどの医師は薬剤の服用量にばかり注目し、多くの医師はパーキンソンの症状に関係なく反射的に量を増加します。ほとんどの疾患において、薬物の効果がうすれたときには投薬量をグンと増やすことが多いことを考えれば、投薬量増加の理屈は理解できます。毎日の臨床

においても、発作が安定しないてんかん患者や血圧が上がってしまった高血圧患者など、たくさん例を挙げることができます。世界中の一般医を公平に見ると、最善の調整法が投薬量の増量であることもときにあるというのは明らかですが、パーキンソン病においては、薬物を反射的に急増することは、ときに患者を救命救急室に送り込むことになり、制御不能の不随意運動や幻覚のために入院しなければならなくなってしまうことさえあります。私たちが強調したい重要な点は、特に病気が進行したときには、パーキンソン病にとってタイミングは決定的に重要であるということなのです。

オリバー・サックスが最初の患者集団の経過を追って後に発見したことは、服薬量を増加させることは短期的な解決法で、長期的には多くの副作用を起こすということでした[21]。彼はパーキンソン病やパーキンソン症候群は複雑で、薬剤とその投与間隔のタイミングはそれぞれの患者に合わせて、テーラーメードに調整しなければならないということを苦労して学ぶことになりました。彼はパーキンソン病患者の治療管理は生涯にわたる努力であるということも知りました。ドパミン補充療法の黎明期におけるこれらの教訓は忙しい現代の医療でしばしば忘れられがちですが、これらは40年以上たった今も変わらない真実なのです。

パーキンソン病治療の基本的な原則であり、患者として絶対に覚えていてほしいと私が思うことがあります。それは、あなたの病気が変化していて、にもかかわらずあなたの薬剤投薬量と投与間隔が症状にあわせて変化していない場合は、その治療は医学上最適化されていないということです。

## 適切な治療タイミングに関する議論

　他にも、パーキンソン病においてタイミングが重要であることの例があります。その1つは、なぜ動けという意思にまったく反して足がすくむのかというミステリーです。脳は進めと言うのに、足は反応しない。もしすくみが方向転換しようとしたときに起こると転倒してしまうのです[19]。

　多くの患者がこのすくみを解除するために行っている「トリック」があります。それは、パーキンソン病が「タイミングの病気」であるという、創造的で魅力的な考えに関連しているのです。（イチ、ニ、イチ、ニ、・・・と）声に出して数を数える、その場で行進する、逆Y字もしくはレーザーポインター付の杖などはすべて、不思議なすくみ現象を解除するために利用されています。

　私たちは、パーキンソン病のレーシングカー・ドライバーを治療したことがあります。興味深いことに、彼は車を運転している時にはなんの問題もなかったのに、空港のように人ごみの中ですくんでしまうのです。彼はすくみ現象を解除するために、至ってシンプルな「視覚キュー（注：目印や合図などのこと）」を開発しました。彼はホームセンターに行き、レーザーポインターを買って目の前の床にレーザーを投影しました。その赤い点を踏むようにするとすくみは消失したのです。後に、ある会社がレーザーポインター内臓のパーキンソン病用歩行器を開発したのですが、私はほとんどの臨床医と同じで、このような鋭いビジネスセンスはありませんでした。

　ノースウェスタン大学のコラム・マキノンは、パーキンソン病患者がすくむ理由を研究し、このすくみ現象やパーキンソン病患者が直面する他の問題を治療するいくつかの技術を開発することに成功しました。彼のグ

ループは、最近、大きな音で患者を驚かせると、すくみを解除することができ、さらに運動も改善できることを発見しました。そしてマキノンは、アン・グラビエールが論じたように、タイミングが運動を改善するのに決定的に重要な要素だということも、一連の重要な実験で観察しました。彼のチームは、脳に信号に送って回復させ、パーキンソン病患者の人生を改善するための方法を研究しています[23, 24]。

パーキンソン病患者が、希望と、より幸福な人生を見つける助けとなる第2の解決の鍵は、タイミングです。タイミングは、この病気の治療のどんな方法においても成功か失敗かの重要な要素なのです。

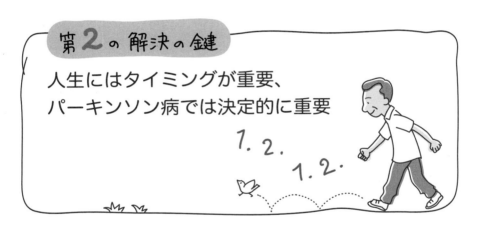

第2の解決の鍵
人生にはタイミングが重要、
パーキンソン病では決定的に重要

# 第3章 脳に電極を入れたらパーキンソン病は良くなるのかたずねよう

「これは事実なのだろうか、それとも夢であろうか？ 電気というものにより、この物質世界が巨大な神経となり、息もつかせぬ間に何千マイルをも振動させるとは。」

―ナサニエル・ホーソーン

　アーリム・ベナビーは熟練した医師でしたが、彼の専門分野以外では知られていませんでした。彼は1978年から2007年の間、フランス・グルノーブルにあるジョセフ・フーリエ大学の脳神経外科学の教授を務めていて、パーキンソン病の症状で困った人を、脳の深い部分に小さな「キズ」を作ることで治療することを日常的に行っていました。ある日、ベナビーに、パーキンソン病の治療を永遠に変える「もしかしたら」と思う瞬間が訪れます。さらに重要なことに、それは多くの患者の人生に根本的に良い影響を与えることとなったのです。

　その日の手術室の予定表には、痛みと振戦に困っている高齢男性と記されていました。ベナビーは術中マッピングという技術を用いて、ルーチンに詳細な生理的脳地図を記録し、「スイート・スポット」の場所を何度も何度も執拗に脳地図で確認しました。そして彼は数千時間もの手術中の経験から、スイート・スポットは脳の厳密な部位の範囲内にあり、そこが刺激されると、パーキンソン病の症状が改善するということに気づいたのです。スイート・スポットをはずした場合、症状の改善はなく、場合によっ

ては重篤な副作用を誘発することも知りました。

　ベナビーは、多くの事例から、脳表からセンチメートル下がスイート・スポットであることと、それが最初に予測した通りの結果であることを確認しました。非常に遅いパルス刺激によって振戦が悪化し、逆に速いパルス刺激を行ったときには振戦が改善したのです。そして本当に画期的なことに、ベナビーは脳を焼いて破壊する代わりに、やり方を変えたことです。その決断によって何万人ものパーキンソン病と振戦患者の人生が永遠に変わったことを考えると、この瞬間の意義を強調せざるにはいられません。試験プローブの先端を加熱し、脳内の深くに小さな病変をつくる代わりに、彼はそれを引き抜いて、のちにDBS（脳深部刺激）リードと呼ばれることになるものを挿入したのでした[25, 26, 27]。

　ベナビーがパーキンソン病症状の治療のために慢性埋め込み型DBSリードを使用する以前、それまでに用いられていた手術治療法は、異常な共振状態に陥り悪さをしている脳回路を「毒をもって毒を制する」ために、脳病変を作って破壊することでした。

　ヒトの脳に関する驚くべき知見の1つは、その正常機能は、まるでラジオの流行曲のように何度も何度も持続的に繰り返す周期的な振動によって指示されているようだということです。振動が「おかしく」なると、障害の強い振戦や、他の多くのパーキンソン病症状を起こすのです。

　その日、手術室でベナビーは以前まで何度も用いていた病変プローブを取り除き、先端に4つの金属コンタクトがついたワイヤーに入れ替えることを決意しました。このワイヤー（後にDBSリードと呼ばれる）は、外部の電源装置に接続されました。ベナビーと神経内科の同僚たちは、小さいボタンと古めかしいスイッチがついた小さい旧式の箱を用いて機械を

プログラムすることができました。このシステムは一見単純でしたが、とても強力で、ベナビーは12,000以上もの組合せを個々に設定することができました。破壊術とは異なり、この新しいアプローチによってベナビーらのチームは、パーキンソン病と振戦の症状による障害に対してテーラーメードの個人に合わせた医学的対処ができるようになったのです[25, 26, 27]。

ベナビーのアプローチにはもう一つの潜在的な長期的利点がありました。治療としてのDBSは完全に可逆的であるので、幹細胞治療や遺伝子治療、もしくは他の根治療法を期待している患者は、将来これらの治療を受ける資格を失わずにいられるということです。DBSの全システムは、ほんの数分の小手術で取り除くことができます。DBS治療には確固とした疑いようのない効果があるために、DBS装置を取り除いて欲しいという患者を耳にすることはその後20年間稀でした。

## 脳深部刺激療法（DBS）：当初の見通しを超えた技術革新

技術が進むにつれて、電気刺激というアイデアはすべての分野で発展し、時に「ニューロモジュレーション」と呼ばれるようになり、脳深部刺激療法という言葉は正確でないことが分かってきました。DBSという言葉が不正確な理由は、DBSは必ずしも深くなく、必ずしも脳に入れるわけでなく、必ずしも刺激するわけではないからです。

現在では、神経、神経鞘、脊髄でさえ刺激して、興奮させたり抑制させたりできるので、DBSの使用は脳に限られてはいません。ほとんどの人はDBSのメカニズムは、その名前から連想し、「刺激」であると自動的に思うでしょう。しかし、それはずっと複雑で興味深いことが分かってきました。この技術の基礎となる潜在的なメカニズムに関して、多くの議論と

多くの研究がされています。ヒトに対する効果が非常に劇的であるので、この治療法が実際にどのように働くのかを解き明かすことは非常に重要です。DBSの解決の鍵を解くことは、おそらくより合理的な薬物療法、遺伝子治療と他の新しい治療介入をデザインするガイドとなるでしょう。

　DBSに関する最初の大きな議論は、大西洋を隔てた２つの研究グループの間で起こり、DBSを発見したフランスのグループ（ベナビーのグループ）は、そのメカニズムは脳の電気的活動の遮断または妨害であると論じました。彼らが提案した議論は、DBSが細胞、および細胞間接続に対して抑制的な働きをするということでした。他方の米国のクリーブランド・クリニックのキャメロン・マッキンタイアとケース・ウェスタン・リザーブ大学のウォーレン・グリルを含む世界的に有名なグループは、電流がニューロン（脳細胞）とその何億もの相互接続（シナプスと呼ばれる）と、実際にどのように相互作用するかを説明するための実験に基づく理論を構築することによって、初期の理論に反論しました[28, 29, 30, 31, 32, 33]。そして驚いたことに、DBSは神経細胞体を抑制し、神経軸索を興奮させること、刺激電極は脳細胞の外にあることが分かりました。この心おどる発見は、DBSが効くメカニズムは刺激でも興奮でもないことを意味します。単に脳回路のジャミング効果ではないのです。DBSは、電気刺激をしている小さな領域だけでなく、実際には上や下の非常に広い神経回路や神経構造に影響を及ぼしていました。電気が広がる領域はわずか直径３ミリメートルではありますが、脳と体全体に劇的な効果があると証明されたのです[34]。

　DBSがどのように作用するかという以前の仮説は、脳細胞（ニューロン）に焦点があてられており、アストロサイトなどグリア細胞として知られている支持細胞を無視していました。支持細胞は、脳が多くの重要な機能をスムーズに行うために、必要不可欠な基盤を提供します。これらの支持細胞がどれくらい重要であるかという例としては、各アストロサイトは200万

ものシナプス（脳の相互接続）と接して、シナプス同士の連絡や直接の情報伝達を促進しているという事実があります。支持細胞について忘れることは、まるでチームの他の選手のことを忘れて、3人の選手だけで野球の試合に勝とうとするようなものです。電気は直接ニューロン、アストロサイトとニューロンに作用し、カルシウムの放出と、それに続く他の重要な脳化学物質（例えばアデノシンとグルタミン酸塩）の放出を、脳の連続する部位に次々と起こしていきます。電気調整に反応して「放出される」化学物質は、神経伝達物質と呼ばれていますが、これらの神経伝達物質の放出は、DBSの作用メカニズムを促通する重要な要素であることが明らかになりました。DBSが電気的にだけではなく化学的にも機能すると考えると驚きです[34, 35, 36]。

　DBSはおそらくいろいろな方法（電気的、化学的、興奮またはジャミング抑制など）で作用するので、現在私たちは、電流が多くの脳の要素と部位の間の協調した情報伝達の複雑なシンフォニーをひき起こすと考えています。この複雑な情報伝達によって、最終的にパーキンソン病症状の改善につながるのです。多くの部位がこの調整反応にかかわっているので、私たちはこれをニューラル・ネットワークと呼んでいます[34, 37]。カリフォルニア大学サンフランシスコ校の脳神経外科医、フィリップ・スターは、脳の深部で刺激される細胞と大脳皮質の間に複雑な関連性があることを示しました。DBS装置をオンにすると、2つの部位の細胞が整合的になって、新たに共振状態に入るのです。

　DBSも、神経新生もしくは新しい脳細胞の形成を刺激します。このことは、DBSの技術がパーキンソン病、アルツハイマー病、進行性核上性麻痺などの神経変性疾患のより良い治療につながる可能性があるという希望を開きました。フロリダ大学のデニス・スタインドラーらは、最近、パーキンソン病患者の脳にも神経幹細胞があることを示し、そして、彼らは、

装置の故障のために取り除かれた廃棄するDBSリードから採取された神経幹細胞でさえ成長させることに成功しました[38, 39]。その細胞は、DBSリードにひっぱられて、くっついてきたのです。

DBSはSF映画から飛び出してきたもののように思われる方もいるかもしれませんが、すべての医学的、技術的進歩によって、この未来的に見えるものはすでに新たな現実となっています。これは医師と患者にとって、より多くの治療オプションが利用できることを意味し、振戦とそれ以外のパーキンソン病症状を患っている一部の人にとっては人生を変える代替治療となりえます。病気の症状を改善しうるDBSのような新しい発見は、パーキンソン病の謎をもっと解明し、多くの患者により幸福で有意義な人生をもたらす可能性があるのです。

## パーキンソン病のニューロモジュレーションの早期の教訓
## 誰に手術してもらうか

私たちがパーキンソン病・運動障害疾患センターをつくるためにフロリダ大学に来た時には、パーキンソン病治療のための基本的な基盤がまったくありませんでした。ケリー・フット医師（私たちの脳神経外科医）と私は、フェローシップ訓練を終えたばかりの「新進気鋭の若手」でした。すでにいた先輩教員は、私たちを気に入ってくれていましたが、潜在的なトラブル、特にリスクの高い脳神経外科手技を導入することに関して心配していることを明かしました。私たちに対するメッセージは次の通りでした。

「私たちは君たちが好きだけど、私たちを困らせないでくれ」と。経験豊富な医学部教授が彼らの経歴の中で経験した数多くの奇跡的な治療を目の当たりにしたのを考えると、それは理解できる感情でした。この種の治療法は大抵きらびやか紹介されますが、多くの場合完全に失敗に終わり

ます。先輩教員たちが最も心配していた問題は、私たちが頭蓋骨に穴をあけて、大事な脳組織を突き刺しているということでした。これは、単なる内服薬治療よりもずっとリスキーでした。彼らの懸念はよく分かりますし、無理もなかったと思います。

　フロリダ大学での10年の間、DBS治療は、狂気の沙汰から素晴らしい治療法へ、そして、最終的には完全に受け入れられた治療法へと変化しました。今やすべての医学生は、実習の中で1件、DBS手術を観察することが要求されています。ベナビーの手術時の決断と「もしかしたら」という閃きの瞬間に感謝したいと思います。世界は生体工学の時代へ移り変わっているのです。

　私たちの施設でDBSプログラムを立ち上げたとき、恐るべき、そしていくらか予想外の障壁が明らかになりました。私たちはすぐに200件もの手術を希望する紹介の殺到に直面したのです。残念なことにこれらの紹介患者のわずか8人（4パーセント）しか、適切な手術候補ではありませんでした。さらに困ったことに、数十もの脳神経外科医や病院が同様のプログラムを始め、不幸な結果を招き、DBSの適切な候補を選ぶことについて、屈辱的な教訓を学ぶこととなりました。患者選択はこの比較的新しい外科アプローチの成否を予測する最重要因子であることが分かったのです。不適当に選択された患者は、手術によって期待外れで悲惨な結果となりました。このように、確実なDBS手術プログラムの開発には適切なスクリーニングと適応評価法、プライマリケア医と神経内科医の教育が必要でした。そしてこの努力は過去10年にわたって続けられています。また、ほとんどの脳神経外科医と病院は、一旦パーキンソン病の患者が電極挿入手術を受けたら、彼らは、おそらく一生機械と付き合う必要があり、専門家による治療を継続する必要があるという認識にどうしても至らなければなりません。ほとんどの病院は、組織化して、学際的な努力に投資する

準備ができていませんでしたから、過去10年の間、DBSプログラムが出現し、多くの地域の患者に希望を与えましたが、これらのほとんどのプログラムは、急速に廃れて最終的に消滅してしまいました。

　皮肉にも、DBSはパーキンソン病患者のより良い学際的な治療へ向かう世界的な流れを引き起こしました。DBS以前には、ほとんどの治療は、医師、看護婦、ナース・プラクティショナー、もしくはフィジシャン・アシスタントによって別々に行われていました。しかしDBS候補をスクリーニングする複雑さは、典型的治療とは対照的に、多くの専門分野にわたるアプローチを必要とします。神経内科医、脳神経外科医、心理学者、放射線科医と精神科医、全員が、幅広く評価に参加することとなり、時がたつにつれて、理学療法士、作業療法士、言語治療士、ソーシャル・ワーカーも、その重要なメンバーとなりました。チームは協力して、きわめて重大な外科的判断をし、そして、各チーム・メンバーはそれぞれの分野での専門家となるのです。

　最終的に、非常に多くの人々がたったひとりのDBS患者の治療に参加するので、その過程は徐々に、単に多くの専門分野が集まる「集学的」なだけでなく、より緊密に連携するという「学際的」なものになっていきました。学際的な治療は患者中心の治療で最も高いレベルであり、癌センターやリハビリテーション病院で過去数十年間用いられています。学際的な治療は複数の専門家が一緒に集まり、個々の患者について検討するもので、医療従事者たちがメモや手紙のやり取りで情報交換するようなコンサルテーション式の、あるいは単なる集学的治療とは対照的です。パーキンソン病にとって、学際的なDBS評価法の出現は、治療レベルを非常に高め、患者および家族の満足度の劇的な改善につながりました。DBSという、外科的で内科的でない治療法が、すべてのパーキンソン病患者にとって、手術を受けない人々にとってさえも、治療法の変化と改善をもたらしので

す[40, 41, 42]。

## ブレイン・マッピング

　ジョンズホプキンス大学の研究棟で、マーロン・デロングは、基底核回路と呼ばれるものを研究していました。研究室で彼の同僚や同期は、良い結果が期待しやすく、より簡単な脳領域の解読をこぞって選んだのですが、物腰の静かなデロングは、最初にサルで、そしてヒトで、長年にわたってパーキンソン病の基底核で、脳細胞の一つ一つを細心に記録して分析していきました。そして徐々に「コヒーレント仮説」が明らかになってきたのです。これには脳細胞活動の速度とパターンの重要な変化があります[43, 44, 45, 46, 47]。デロングは、彼のアイデアをジェロルド・ビテック、フィリップ・スター、トーマス・ウィチマン、ケリー・フットと私自身を含む他の多くの人に伝え、私たちは全員、この教えを精錬してヒトでのDBS治療に適用するのにキャリアを費やしてきました。

　この治療手技は、現代医療の驚異です。それは頭蓋骨だけに10セント硬貨サイズの穴をあける必要があります。手術はコンピュータ・スクリーンの上の仮想現実で行われ、数分以内に今度は患者に再現することが可能です。外科医は血管の隙間をくぐり抜け、標的の数ミリメートル以内に到達するように、関心領域を設定することができます。数ミリメートルは定規の上ではわずかですが、脳空間の中ではとても大きい距離です。脳空間における数ミリメートルは、フロリダとカリフォルニアの間の距離のようなものなのです。

　かつて、アンドレス・ロザーノというトロントの有名な脳神経外科医は、パーキンソン病患者の脳をマッピングすることはヨーロッパをドライブするのに似ているといいました。記録用微小電極が1ミリメートル進み、

1つの脳領域から別の領域に移ると、脳細胞の音は変化します。彼はこの変化を、ヨーロッパで国境を越えるときに気づく言葉の変化に例えました。彼はこの変化が脳マッピングにおいて役立つことに注目したのです。

いくつかの微小電極をパーキンソン病患者の脳に通すと、三次元地図を構築することができます。この地図は、望ましいターゲット位置さらには周囲の脳構造の位置の情報を含みます。患者にとって選択しうる脳のターゲットはたくさんあります。ターゲットの選択は、通常、患者とDBSチームを含めて、詳細な相談を経て個別に決定されることとなります。最終的なDBSリードの位置が数ミリメートルずれて入っただけで、劇的な成功か悲惨な失敗かという違いを生むので、完璧な地図を描くことはそれ自体がDBS治療手技のきわめて重大な部分です。失敗によって効果が得られないだけでなく、永続的な脳卒中様の後遺症を残すことすらありうるのです。

DBSリードの最終的な場所が確定されたら、キャップ装置でしっかりとロックします。コネクタ・ワイヤーは皮膚の下にトンネルを作って取り付けられます。そして手術の最終段階で、神経刺激装置と呼ばれるバッテリーが鎖骨の下に挿入されることになります。神経刺激装置は心臓ペースメーカのようなものです。一旦装置が配置されれば、プログラマー担当の神経内科医や看護師が、何千もの選択肢のあるDBSプログラミング・パラメータを使用して、患者の設定を最適化することができます。設定の最適化には、通常、数週間から数か月かかり、ふるえや、こわばり、動作緩慢、場合によっては歩行障害などのパーキンソン病の多くの機能障害をうまく制御することが可能となります[34]。

## くすりなしで生きる夢

　パーキンソン病を患っている人のほとんどは"クスリ"にうんざりしています。場合によっては、複数の錠剤を2、3時間おきに24時間飲み続けなければなりません。服薬を忘れると、ふるえやこわばり、動作緩慢、転倒というような目にあってしまいます。容赦のない運命のいたずらで、パーキンソン病が進行するにつれて薬剤は制御不能なダンスのように振り回すような運動を起こすことがあります。この運動はジスキネジアと呼ばれ、病気の進行によって、さらには多くの一般的なパーキンソン病薬の長期使用の直接的な結果としても起こるものです。

　パーキンソン病患者はドパミンの錠剤を服用すると奇跡的に変身します。ふるえ、こわばり、動作緩慢や他の多くの症状は、20分から30分以内になくなります。薬剤が効いている時期を一般に「オン」状態といい、反対に、薬剤の血中濃度が治療域以下になり症状が出てきたときを「オフ」状態といいます。

　多くのパーキンソン病患者は最初に薬剤に反応しますが、どうしても何年か経過すると薬剤関連のオン／オフ変動とジスキネジアが現れてきます。最新のDBSは、このタイプの症状変動に対処する最も強力な治療法ということが分かってきました。DBSにより多くのパーキンソン病患者が有意義な人生を回復することができるのです。

　1990年代にDBSの話が広がるにつれて、ヨーロッパの多くの施設ではパーキンソン病治療薬を完全にやめることができると報告しましたが、多くの北米の施設では、薬剤減量アプローチには消極的であると主張し、海を越えた議論が巻き起こりました。20年後の今、神経内科分野の医療関係者は、DBS手術後にパーキンソン病治療薬をすべて中止することはと

ても稀だと認識しています。薬剤の減量が可能なのは、すべてではなく一部の患者においてです。一般的には、視床下核と呼ばれる脳の部位に2本のDBSリード（脳の両側に1本ずつ）を挿入されたときに可能です。場合によっては、パーキンソン病治療薬をあまりに急にやめたり、減らしたりすると、無気力や歩行障害、その他の問題が生じます。このようにパーキンソン病患者に薬を飲まずに良い生活を提供するという希望は、まだ大部分はかなわないままですが、ニューロモジュレーション（注：神経の働きを調整すること）は、薬剤治療とともにより良い人生を保つ手段のひとつであるということが明らかになってきました。

## 進化する技術

　DBS治療について注目すべき事実は、ハードウェアがベナビーの実験以来ほとんど変化しなかったということです。脳内リード、コネクタ・ワイヤーと、わずかにバッテリー技術のみが改善されただけでした。FDAは、現在パーキンソン病患者のためのDBS装置は1つだけしか承認しておらず、そして、もっと良い技術については、FDA承認過程の深い溝をクリアするのに時間がかかっていることはよく知られています。このように電流を供給するための技術と電極を固定するための技術は、基本的に変わっていませんが、DBSは世界中のすべての地域に爆発的に浸透し、ほぼ100,000人のパーキンソン病と運動障害疾患の患者に埋め込まれました。

　なぜもっと多くのDBS装置が過去2-30年の間に利用できるようにならなかったのでしょうか？　この質問に対する答えは複雑です。現在のパーキンソン病のDBS技術を検証する研究は、誰もが予想したよりも確固たる臨床結果でした。私が1990年代半ば後半にこの分野に足を踏み入れた時、最先端の専門家達に、「この治療法が消えてなくなり、より良い薬剤にとってかわられるに違いないから、DBS研究を追及するのはやめた方がよい」

と忠告されたものです。しかしDBS治療は生き残っただけでなく、その臨床的および財政的な成功は雪だるま式に増大し、その効果は、より多くの患者、より多くの研究者とより多くのベンチャービジネスへの投資者を、DBS装置という舞台に引き入れました。多くの製薬会社が次の大きなパーキンソン治療薬を追い求めましたが、こういった努力で確実なものはなく、失敗していました。数十億ドル産業はすべてを引きつけ、新しい科学的なアイデアと新しい資金の流入は電気脳のシェアに少なくとも6社以上の参入を呼び込みました。各社は現在利用できるDBSシステムの改善や機能強化を提供し、近い将来の進歩が期待できそうです。

　それでは、DBSの分野を進歩させるのは何でしょうか。極めて重大な第1のステップは、パーキンソン病患者のニーズの理解を深めることです。患者と家族は、現在の薬剤とDBS治療によって十分にカバーされない症状（例えば、思考の問題と転倒）に対処するための治療を求めています。第2には、治療は安全である必要があり、臨床試験は十分にしっかりとしていて、プラシーボ効果より大きな効果（例えば、偶然に起こりうるよりも大きな改善）を示す必要があります。第3には、治療は費用対効果が良くなければならず、すべての既存の治療法より一段と良くなければなりません。技術と最終的にこの分野を進歩させる希望はすべて、この3つの大きなハードルを超える必要があるのです。

　DBS装置開発においても重要な最近の研究進歩がありました。まず多くの新しいDBSリードのデザインを挙げることができます。新しいデザインのほとんどは電流を脳のより特定の領域に与えられるようになり、それによって効果が増強し、副作用を減らすことができるのです。第2には、私たちが現在使用する電流の種類は定電圧（駆動）システムと呼ばれるのですが、この定電圧方式では、時間がたつと脳組織に与えられる電界の実際の大きさと形が変化することがあります。これに対してより新しい

刺激装置は、組織へ円滑に電流を与え、治療効果を改善する定電流方式を使っています。浮かび上がってきた第3の問題はバッテリー寿命です。臨床医と患者には、より長くもつバッテリーと、そして一部では充電式バッテリーに非常に大きなニーズがあります。バッテリー寿命の向上はバッテリーの入れ替え手術の回数を少なくし、バッテリーが切れて症状が再燃する可能性を減らします。この新しいアプローチや製品はすでに出現していて、FDA承認過程の最中です。

　患者は、さらに胸部域から突出している箱が見栄えが悪く不快なので、よりなめらかでより小型の装置を求め始めています。胸部の箱と頭のリードをつなげるコネクタ・ワイヤーをなくすことも、ほとんどの患者にとって望まれていることです。最後に、遠く離れた位置から装置をプログラムすることが可能であれば理想的です。パジャマから着替えて家を出る必要なく、医師がビデオであなたを診察し、装置を調整することができる日を想像してみてください。これらの進歩はすべて、すぐそこまで来ているといえるでしょう。

　もう一つの有望な発展は、個々の患者のために治療をそれぞれにあわせてテーラーメードする可能性です。私たちは、以前すべてのパーキンソン病患者に対して、脳の1つの特定領域を手術のターゲットとしていましたが、これらの能力の向上によって、私たちはますます、特に困っている症状に集中することが可能となりました。例えば、一方が言語のために望ましいターゲットで、もう一方の脳ターゲットはふるえを改善するのに最善である場合があり、まだ3分の1のターゲットは歩行のために選択されているとしましょう。患者は、彼らのニーズに基づいてターゲットを選ぶことができます。例えば、法廷弁護士や教師は言語が保たれるターゲットを選ぶかもしれませんし、シェフはふるえを最大限に抑制するターゲットを選ぶかもしれません。さらに私たちは、リードを1つにするか2つにす

るかさえ、もはや限定されません。経過とともに病気が進行し、新しい症状が出てくるにつれて、1つのDBSリードが入っている患者に複数のDBSリードを挿入する可能性が、急速に現実のものになっているのです。

## 電気刺激と他の治療の組み合わせという可能性

　電気的脳治療の成功の基盤となるメカニズムが注目されるようになるにつれて、その可能性と将来性は急速に広がっています。現在、神経細胞の発火パターンの速度とパターンの変化がDBSの効果に重要であることが分かっているので、より新しく、より良い治療法を開発するためにこの情報を利用できます。さらに、臨床的効果の多くがアデノシンとグルタミン酸塩のような脳化学物質の変化から生じるという事実は、より合理的な薬物療法のデザインを促進する助けとなっています。

　研究開発の1つの挑戦的なことはDBSを他の新しい治療法と併用するというアイデアでした。具体的には、DBSリードをカテーテルとして利用する方法によって、遺伝子、幹細胞、成長因子などを注入することができます。一般的なアイデアとしては、病気の進行を遅くする可能性があるアプローチと、DBSのような強力な対症療法を併用することが挙げられます。このアプローチは、うまくいけば対症療法と病気の進行防止と最高の組み合わせとなるでしょう。

## 電気的バイオマーカー

　科学とパーキンソン病の分野で、今、研究者が追い求めているのはバイオマーカーの開発です。アメリカ国立衛生研究所は、バイオマーカーを「正常な生物学的プロセス、病気発生の過程または治療介入の薬理学的反応の指標として客観的に測定・評価される特徴があるもの」と定義しています。

バイオマーカーとは病気があるかないかの指標のことで、パーキンソン病の診断のための血液検査などもそのひとつです。DBSに関して言えば、科学者は電気的バイオマーカーの可能性に注目しています。一般的なアイデアとして、病気の活動性は特定の脳領域で自然に発している電気信号によりモニターすることができるというもので、病気を診断するためにバイオマーカーを使用する代わりに、医師はパーキンソン病の電気治療における異常な電気パターンを直接の治療に使用することになります。

　以前は実際に手術を行っている間のみ脳の様子を記録することができるだけでしたが、今日では、DBS後に脳をリアルタイムに記録し、その様子を見ることができるようになりました。現在集めることができる信号の種類は、ローカルフィールドポテンシャル（LFP）と呼ばれています。LFPは脳本来の電流であり、固有振動性という特徴があります。パーキンソン病においては、ベータ・バンドと呼ばれている重要なLFPが、研究で明らかになり、このバンドは薬剤またはDBS刺激が与えられると変化します。電気的バイオマーカーを理解することから、より高性能な装置の開発が可能になるのです。新しい装置には、特定の異常（例えばベータ・バンド）を感知して、自動的に応答するということが期待されていて、その成果はオンデマンド方式と呼ばれます。オンデマンド回路では、必要に応じて脳に電流を与えることにより電気的異常に対処することができるわけです。つまりオンデマンドのシステムのアイデアは、特定の臨床的問題や症状が出てきたとき、または出現する以前に問題を解決でき、カスタマイズされた医療の時代が到来しているのです。

## 第3の解決の鍵
### 脳に電極を入れたらパーキンソン病は良くなるのかたずねましょう

# 第4章 うつと不安を積極的に治療しよう

「森の中で迷ったとき、自分が道に迷ったのだと理解するまでにしばらく時間がかかることがある。ただ少し道から外れたのだ、今すぐにでも起点に戻れるだろうと、しばらくは自分に言い聞かせる。その後、夜が何度も何度もやって来て、それでも自分がいったいどこにいるのか一向に分からない。そして、とうとう、自分は道から大層はずれて、いったい陽がどちらの方角から昇ってくるのかさえ分からなくなってしまったと、認めざるを得ない時が来るのだ。」

——エリザベス・ギルバート

　私は、1987年にFDAが成人性発症のうつ病に伴う機能障害の改善のためにプロザックという薬を認可したときのことを覚えています。「プロザック革命」という言葉が作り出され、新しい治療の時代の幕が開きました。一般市民においても、うつ病や神症状も積極的に対処しようという強い流れがありました。残念なことにうつ病の診断に伴う根強い烙印があり、ほとんどの人は意気消沈しているとか、自殺について考えているとかを医師に相談することをためらっていました。一般的市民は、「うつ」という文字をみるだけで、心に傷を負い、脱力感を味わっていたし、保険会社は精神科医または精神医学専門家の受診を拒否し、無理やり「切り捨て」ていました。

　うつに対する考え方については、過去20年の間、ゆっくりですが、良い

進歩がみられています。この一般的疾患の認知の中において、まだ多くの問題が存在するとはいえ、社会的烙印は着実になくなってきました。うつ状態と不安をうまく改善するための薬も多く導入されています。

## 世界的規模のうつ問題

　米国および世界で、うつは一般的かつ不可避であるのが現実です。多くの人は、生涯で少なくとも1回は強いうつのエピソードを経験し、年を取るとともにより多くの人がうつと戦わなければならなくなると言われています。

　2005年に疾病対策センター（CDC）は、1年に32,000件の自殺が米国で起きていると推定しました。殺人による死は18,000件でAIDSによるものはわずか12,000件だけでした。自殺は主要な死因の第11位と発表され、かろうじてトップ10を免れたにすぎません。うつと不安の改善、特に自殺を防ぐことに、すべての専門家は取り組まなければならないと感じています。

　世界保健機構（WHO）は、疾患の世界的な負担を測定し、さらに早期死亡と障害について報告しています。WHOが使用した障害調整寿命（Disability adjusted life year; DALY）と呼ばれる方法は、健康的な生活が1年損なわれたことを1DALYで表しています。神経精神疾患はDALYの値が、心臓疾患、腫瘍と外傷を含むすべての疾患カテゴリー全体を通して最も高くなりました。サブカテゴリとしてのパーキンソン病のうつはDALYの総合点が6番目です。数十億ドルもの損失の可能性があるため、製薬および機械メーカーは、うつ病、不安やその他の神経精神疾患の治療に対して強い関心を示しました。

精神疾患の治療における重要な進歩が出現するにつれて、私たちはうつと不安障害の患者の全体のケアを改善できています。1940年には、50万人近い患者が精神科施設のドアの向こうにとらわれ、精神病院であたかも終身刑を申し渡されたかのようになっていました。2年以上の入院になる場合は、終身、施設に収容されたままになっていたでしょう。今日では、これらの患者数は、疾患の認知、診断、適切な治療の改善によって特に減っています。治療の変化の1つの指標は抗うつ薬の使用です。米国でのプロザックの処方は今年単独で約2500万人となりました。

## パーキンソン病のうつ

　うつ患者はパーキンソン病と診断された患者の半分を超えると多くの試算で言われています。パーキンソン病患者の少なくとも3分の1がうつで苦しんでいて、おそらく3分の1はうつの症状に苦しんでいるのに診断を受けていないだろうということを、多くの専門家は認めています[19]。

**ほとんどの重篤なうつ患者には、以下の症状のいずれかまたは両方があります。**

- いつもの活動に関心が失せ、好きな活動でも楽しくなくなる（快感の消失）
- 絶望感、または、落ち込み

**他の一般的な症状には以下のようなものがあります。**

- 集中力低下
- 気力低下
- 疲労感や疲労
- 睡眠障害

- 早朝に目が覚める
- 食欲障害
- 性的欲求の減少
- 自己否定や罪の意識

　これらの症状がパーキンソン病患者になぜ起こるのか正確な理由は分かっていません。ジェームズ・パーキンソンは、彼のオリジナルのエッセイの中で、うつとうつ症状をメランコリーと称しました[48, 49, 50]。近代の臨床家の多くは、パーキンソン病におけるうつ症状を無視し治療してこなかったといえます。多くの専門家は、うつが、パーキンソン病に対する反応性のものというより、むしろパーキンソン病の主な症状であるということを否定してきたのです。

　しかし、うつは単なる感情的な反応ではなくパーキンソン病の主な症状であることをいくつかの証拠が強く示唆しています。第一に、うつは一般の人と比べて2倍、パーキンソン病患者に起こります。さらに、うつは病気の初期、中期、進行期のいずれでも現れ、典型的には治療をしない限り、解決しません。そして、パーキンソン病のうつが本当の疾患単位であるという最も説得力のある証拠は、脳画像検査と剖検脳検体からの結果を通して明らかになっています。これらの種類の研究は、パーキンソン病がドパミン欠乏病以上の病気であるという仮説を証明する助けとなり、セロトニン、ノルエピネフリン、アセチルコリンが著明に減少することも明らかにされました。これらの3つの化学物質の欠乏は、神経変性過程に強く関連しています[51, 52, 53]。

　パーキンソン病治療成功の重要な解決の鍵は、うつでなく、うつ症状を早めにみつけ積極的に治療することで、それには患者ごとに個別に短期および長期的な治療計画が必要です。すべての場合において、薬剤量が不十

分だとうつやうつ症状を起こすので、ドパミン製剤は最適化すべきだといえます。場合によっては、患者は処方された投与間隔では内服間にウェアリング・オフが生じて、うつや不安、もしくはその両方を訴えることさえあるのです。軽度のうつ症状においては、例えばセロトニン再取り込み抑制薬、三環系抗うつ薬またはセロトニン・ノルエピネフリン再取り込み抑制薬などの薬剤を追加するだけで充分な場合があります[19]。用量が適切で治療を制限するような副作用がないことを確かめるために、治療開始の4〜6週後に医師の臨床的診察を受けることが重要です。私は、フロリダ大学の精神科医ハーブ・ウォードから、神経内科医が抗うつ剤を開始した後の患者の診察で十分なチェックをしていないと指摘を受けました。私たち医師全員が改善すべき分野だと思います。

　私は、薬物療法に加えていつも睡眠問題も改善しようとしており、可能な時はいつでもアドバイスするようにしていて、うつが中等度から重度である場合、私はただちに精神科医に相談します。いくらかの精神科的薬物（例えばドパミン遮断薬）はパーキンソン病を悪化させる可能性があるので、精神科医とコミュニケーションをとることはきわめて重要なのです。さらに、私たちは常に自殺の傾向を評価して、もし自殺の傾向がある場合、即刻薬物療法を勧めています。高度のうつのパーキンソン病患者で、うつが絶望的にみえるようであっても、適切な治療で彼らが改善し、より幸福で有意義な人生を回復するということを心に留めるように努力しているのです。

　薬物療法とカウンセリング治療に対して治療がうまくいかない治療抵抗性のうつに対しては、電気けいれん療法（ECT）、迷走神経刺激（VNS）、経頭蓋磁気刺激（TMS）と深部脳刺激法（DBS）により治療効果がある可能性があります。TMSとDBSは、まだ試験的ですが、より経験豊かな施設では今後治療オプションになりうるものです。ジャック・ニコルソン主

演の「カッコーの巣の上で」のような映画で汚名をきせられていますが、ECTは薬物療法とカウンセリングに抵抗性の患者にとって、とても有効な治療であることが示されているのです。

## うつ病に対するDBSと新しい治療法

　私たちの施設で、ハーブ・ウォードと脳神経外科医ケリー・フットは、DBSリードで脳領域を刺激する治療法を行いました。精神科医と脳神経外科医との協力というのは以前では考えられない組合せでしたが、この50年でDBS治療という分野がどれくらい進歩したかが分かる証拠であると言えます。彼らが興味をもった脳の領域は第25野です。何年も前にコルビニアン・ブロードマンという名の神経科学者は、脳の各領域に数を割り当てました。第25野は人間の悲しみを調整する重要な中枢であることがエモリー大学のヘレン・メイバーグという神経内科医によって示されました。彼女は、ファンクショナルMRIスキャンを用いて脳のこの領域を見事に照らし出したのです。彼女の研究で、抗うつ薬とDBSがこの領域で脳異常を回復させ可能性があることが分かり、慎重に選ばれた患者ではこの治療法で生活の質を改善することができます。うつに対するDBS治療は、まだゴールデン枠で放送できるほどには準備ができていないのですが、科学者と臨床医が以前絶対に治療不可能であると思われた気分障害の治療を進歩させているのを覚えていてください。

## パーキンソン病における不安とパニック

　パーキンソン病患者の30〜40パーセントの人は不安を感じると推定されています。不安の一般症状には、過剰な恐怖、恒常的な心配、神経質な感情、全般的な精神的恐怖感情などがあり、多くの患者は、まるで生活が制御できなくなったとか、打ちのめされたと感じるとかのようにこれら

の精神的感情を語ります。

**その他の一般的不安症状には以下のようなものが挙げられます** [54]。

- 睡眠障害
- 集中力低下
- 動悸
- 精神的に落ち着かない
- 発汗
- 吐き気や胃の不調
- 息切れ

　パーキンソン病患者の一部の人はパニック発作も経験します。パニック発作は、短時間の強い全身性不快感や圧倒的恐れとされ、これらのエピソードは、通常急に始まって1時間もの長い間続く場合があります。パニック発作の間、患者は破滅感やあたかも悪い何かが起ころうとしている感じて、死の恐怖さえも経験することがあるのです。パニック発作のその他の一般症状としては、動悸、めまい、はきけ、発汗を起こすこともあります。さらに、上述のようにパーキンソン病患者の3分の1は不安を感じる可能性があるわけですが、加えてパーキンソン病の介護者の5分の1も不安を抱えているということもまた重要な情報です。うつは介護者にもよく起こるので、患者のみでなく介護者の治療の手配も確実にするべきです。介護者が幸せならばパーキンソン病患者も幸せになるのです。

　不安の治療はうつ病より複雑ですが、いくつかの事例において両者は一致します。経験を積んだ大多数の臨床医は、不安がドパミン作動薬の「オフ」に伴うものかどうかを確認します。もし、患者が薬物療法の「オフ」期にだけ不安が起こるならば、治療は薬物の投与間隔を短くすることに焦点を合わせるべきです。場合によっては用量を増加することも考え

られます。治療が最適されているパーキンソン病患者に起こっている不安の場合は改善するのはずっと困難です。患者に全般性不安障害か他の不安症候群があるかどうかを診断するために、精神科医に相談するのが通常は実践的でしょう。薬物療法の第1選択は、セロトニン再取込み阻害剤(SSRI)、セロトニン・ノルエピネフリン再取込み阻害剤(SNRI)と三環系抗うつ薬です。不安の全般性不安障害やさらに重症例には、ブスピロンや、場合によってはベンゾジアゼピンを追加することが一般的だといえます。転倒リスクの増加と関連があるので、ベンゾジアゼピン（ジアゼパム、クロナゼパム、ザナックス）には注意が必要です。その他の望ましい治療には、カウンセリング、認知行動療法などと並んで、気功や太極拳などがあるとされています[19]。

## 未治療のパーキンソン病に伴う気分障害の冷やかな現実

　ベイラー大学の精神科医、ローラ・マーシュは、ジョンズホプキンス大学に在籍していたとき、非常に重要なNIHの研究を行いました。パーキンソン病のうつ、不安、その他の精神神経学的徴候を調査するために地域医療に携わっていたローラが見つけたのは、衝撃的なことでした。大多数のパーキンソン病患者は治療可能な気分障害で苦しんでいたのです。私たちはそれらをみつけ治療する必要があります[55-58]。さらに、最近フロリダ大学でドーン・バワーズらによって、多くのパーキンソン病患者はうつよりも、明らかに無気力で苦しんでいることが示されました[59]。無気力がある場合も治療が必要です。この解決の鍵は、より多くの人をより幸福で有意義な人生へと確実に導くでしょう。

### 第4の解決の鍵
### うつと不安を積極的に治療しよう

# 第5章 快適な睡眠

「良い睡眠というものが，運動や栄養と同じくらい，最適な健康状態に必須であるということを，40パーセントのみだけではなく、国民の100パーセントに納得させる必要がある。」

―ロバート・シュライナー医師

　私たちが過去10年の間に学んだ重大な教訓の1つは、パーキンソン病の睡眠障害はよくみられ、治療可能なのに気づかれていないということでした。一般に、ふるえ、こわばり、動作緩慢、歩行障害のような容易に認識可能なパーキンソンの症状が強調されすぎてきたため、多くの医師は患者に睡眠障害について尋ねることすらしてきませんでした。しかし、睡眠不足によって翌日の患者は、疲労、いらいら、そして抑うつ気分などに占められてしまうのです。

　パーキンソン病の睡眠障害はどれくらいよくあるのでしょうか？　複数の研究で睡眠障害はパーキンソン病患者の3分の2以上に起こることが一貫して証明されてきました。睡眠障害には日中の過剰な眠気、不眠症、夜間の運動症状、さらには睡眠関連呼吸障害（すなわち無呼吸）などがあります[19, 60, 61, 62, 63]。

　患者と家族は、睡眠障害に隠れた原因に気づかなければなりません。脳の細胞の変性や消失は、睡眠障害を起こす場合があります。あるいは、パー

キンソン病症状は夜に出現する場合があり、ふるえ、こわばり、動作緩慢が睡眠を阻害する場合があります。最後に、患者と家族は、パーキンソン病やそれ以外に対する薬物が睡眠に影響を与える場合があることも考慮に入れなければなりません。

　パーキンソン病患者において睡眠障害に対処するときに、従うべきいくつかの重要なルールがあります。最も重要なルールは診断を確定することです。治療選択はまさに睡眠障害の性質に依存します。睡眠薬が不眠症のすべてのタイプの治療になるというのは、神話にすぎません。そして睡眠に影響を及ぼしうる問題のいくつかは治療が可能なのですが、複雑な症例においては複数の問題によって全体像が曇らされてしまうのです。例えば、うつと早朝覚醒が別の睡眠障害が起きている状況の中で合併する場合などが挙げられます。第二のルールは終夜睡眠検査を受けるのを躊躇しないことです。この単純な検査は寝ているところをビデオ録画するだけですが、通常、基礎をなしている睡眠障害の謎と、さらにどんな運動もしくは呼吸が合併するかをも解明することができます。しかし一般臨床家や神経内科医は、非常に頻繁に治療開始前に診断確定をする代わりに、睡眠薬療法の量を増やしてしまうのです。

　対処されなければならない最後の問題は、総合的に投薬リストを見直すことです。パーキンソン病の薬とそれ以外の薬すべてに再検討が必須です。ドパミン作動薬はパーキンソン病の睡眠機能不全を伴いますが、場合によってはレボドパも疲労と睡眠障害を起こしうるものです。私たちは、レボドパ用量がパーキンソン症状の悪化の治療のために長年の間ゆっくりと増量されたときに、疲労、眠気が問題になった症例を経験しています。フロリダ大学の元フェローで現在同僚の教員であるラモン・ロドリゲスは、かつて極度に疲労した長期経過した患者の薬剤を減量して私を困惑させました。ですがそれによって彼は患者の障害となっている疲労を取り

除くことに成功したのです。その過程に私はショックを受け、決して忘れられない重要な教訓となりました。

　要約すると、あなたが医師と話すべき5つの主な睡眠障害があると言えます。

1 不眠症－眠ることができないか、一度に数時間しか眠れないこと。

2 日中の過剰な眠気（EDS）－日中に寝てしまう、睡眠発作、疲労（可能性がある原因として、内服、特にドパミン作動薬と痛み止めに注意）。

3 周期性四肢運動障害－睡眠中のゆっくりとしたリズミカルな足の運動（ビデオ録画併用の睡眠検査で検出できる）。レストレスレッグ症候群－足を動かさないといられない感じがして足を動かしてしまう。

4 レム睡眠行動異常症（RBD）－普通は、睡眠中夢を見ている時は、すべての筋肉は力が抜けている。本疾患では、まざまざとした夢をみて、夢を行為化する場合があり、自分が負傷したり、ベッド・パートナーへ危害を加えてしまったりしてしまう場合がある。最もよくある治療は、クロナゼパムのようなベンゾジアゼピンを用いるもの。

5 睡眠関連呼吸障害－最もよくあるものは、睡眠時無呼吸で、患者は自分の呼吸がとまっていることに気づかない。これによって夜間の覚醒が多くなり、睡眠の質を侵す。

　最もよくある悲しい話の1つは、典型的には患者からでなく配偶者から聞かれます。配偶者は、パーキンソン病のパートナーが夢に反応して「悪者と戦っている」と言うことが多いのですが、残念ながら多くの場合、パーキンソン病患者は夢をみる睡眠の間、不注意に配偶者をたたいてしまうことになります（REM睡眠行動障害）。これが夫婦間の争いとなり、別々のベッドで眠ることになるのは当然でしょう。この問題は、ベンゾジアゼピン（例えばクロナゼパム、ロラゼパム、ジアゼパム）と呼ばれる薬を就眠

前に低用量を処方することによって、容易に治療が可能です。

　もう一つの悲しい話は、10年以上もの間疲労によって障害されたパーキンソン病患者の話です。単純な終夜睡眠検査の後、彼らは無呼吸で苦しんでいることが明らかになりました。睡眠時無呼吸において、患者は時に1時間につき100回以上も呼吸を無意識にとめてしまいます。これによってパーキンソン病患者はいつも眠い状態になり、最終的に日中の疲労で苦しむのです。CPAP（持続的気道陽圧法）と呼ばれる呼吸器による治療は通常この問題を解決し、日中の疲労を消失させることができます[19, 60, 61, 62, 63]。

## うつと睡眠衛生

　さらに、うつ、不安、その他の情動障害は睡眠を悪化することがあるため、これらの状態についての評価を受け、必要があれば治療を受けなければなりません。多くの人は気分と睡眠との強い関連を知らないままであり、ローラ・マーシュはこのことを彼女のNIH研究で発見しました。早朝に目覚めることは未治療のうつの徴候である場合がありますが、レボドパの夜間の追加頓用によりパーキンソン病症状の再出現を抑制することで、夜の睡眠の質をさらに改善できることがあるということも覚えていたほうがよいでしょう。

　睡眠衛生とは、睡眠に影響を及ぼすことがある行動や環境因子を同定し、治療するということを指します。長年にわたり多くのパーキンソン病患者の役に立ったいくらかの睡眠衛生に関する一般的推奨事項を以下に示しました。

- 毎晩、7時間以上の睡眠をとるようにする
- 9時間以上に眠ることは、日中の過剰な傾眠につながることに注意する

- 寝る時間の2、3時間前のアルコール摂取はしない
- 夕食の後と寝る時間の前のカフェイン（コーヒー、お茶、ソーダ、チョコレート）を減らす
- 暗くて快適な睡眠空間をつくる
- 睡眠環境にテレビや電子メディア機器をおかない
- 毎日運動する。ただし、夕食後はしない。

第5の解決の鍵

快適な睡眠

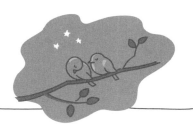

## 第6章 パーキンソン病にも起こる中毒様症状

「我々が気をつけなければならないことは三つ。深刻な中毒を避けること、人生を支配するほどの借金の泥沼にはまらないこと、そして、身を固める準備ができるまでは子どもを作らないこと。」

―ジェイムズ・テイラー

　パーキンソン病の治療のために、ドパミンを含む錠剤を始めた後、医療の専門家も患者も皆奇跡的な治療法が来たと信じた短い期間がありました。以前、患者は彫像のようにかたまり、しばしば施設に収容されていました。ドパミンの錠剤を服用した後、彼らは再び歩き出しパーキンソン病の重荷から開放されたかのように見えたのです。しかしドパミンの錠剤が対症療法でしかなく病気の進行防止には不十分であったことを、科学者達が理解するのにそれほど長い時間はかかりませんでした。さらにドパミン治療から数年すると、多くの患者は、ウェアリング・オフやジスキネジアと呼ばれる過剰な運動を報告し始めました。

### 中毒のような行動障害とレボドパ治療

　アンドレ・バルボーは、1970年代前から中期にレボドパ治療の有益性と合併症に関する一連の論文を発表しました。バルボーは、ドパミン補充療法の結果として少し変わった副作用を呈した患者を数人観察しました。そして彼は、1日につき4～6グラムというとても高用量のドパミンを投与された患者の半数以上が躁状態もしくはまるで麻薬を用いたかのよう

に興奮してみえたと報告したのです。彼は、さらに少数の患者は性欲過剰になり人格の問題を起こし、大きな意思決定をするときに誤った判断をするとも述べました[64, 65, 66, 67, 68]。

## パンディング

　後に、ブラウン大学のジョー・フリードマンらは、レボドパを内服している患者はパンディングを呈することを発見しました[69, 70]。パンディングは、1972年にG. リランダーによって、アンフェタミンの過量投与または中毒の患者において初めて報告されたものです。パンディング現象自体は、実際はジョーセフ・ヘラーによって第二次世界大戦の小説「キャッチ=22」で初めて記載されています[71]。

> その話は有名である。「キャッチ=22」は、本物の差し迫った危険に直面した際の自分の安全を心配することは合理的な精神的プロセスであることを示した。オーアはパイロットで、主役の1人である。軍規では、精神を病んでいるとされれば出撃しなくて済む。そのためには「精神を病んでいる」と申告せざるをえないが、申告すれば、自分の心が病んでいると分かるならば、もはや精神を病んでいないとされて、さらに多くの指令に飛ばなければならなくなる。彼がより多くの指令に飛ぶのは狂っているだろうし、飛ばないならば正気だろう。しかし、彼が正気であれば飛行機を飛ばさなければならなかった。ヨサリアンは「キャッチ=22」のこの軍規の条項の絶対的単純性に心を揺さぶられ、敬意の口笛をふいた[72]。
> 　　　　　　　　　　　―ジョーゼフ・ヘラー, キャッチ=22

　オックスフォード英語辞典では、「ある要求などがもう一方に依存していて、もう一方は、今度は最初の方に依存している状況」として八方ふさ

がりの状態と定義されています。

「キャッチ＝22」は、ジョン・ヨサリアンという名の第二次世界大戦のパイロットについて書かれた小説です。そのパイロットは八方ふさがりの状態の下で戦争を乗り切ろうとします。第3章「ハブマイヤー」で、診療所から戻ったヨサリアンは、変わった行動をしている仲間の爆撃手オーアを見つけました。オーアは、その日にガソリンをストーブに入れるコックを直していました。「何をしている？」ヨサリアンはそれを見てすぐ、しかし慎重に尋ねます。「ここが漏れてる」と、オーアは言いました。「私はそれを直そうとしている」と。

> オーアは、テントの床で膝立ちだった。彼は、蛇口を分解したり、小さい部分をすべて慎重に広げたり、数えたり、そしてあたかも彼が人里離れてこれまで、似たようなものを見たことがなかったかのように果てしなくそれぞれを調べ、さらに全部の小さい装置を、再び組立てるといったことを、根気も関心も失うことなく、疲れた様子もみせず、決して終わりが見えないにもかかわらず、何度も、何度も、何度も繰り返し、休みなく働いた[72]。

この行動はパンディングと呼ばれ、この現象はレボドパによって、またはときにドパミン作動薬によって患者の一部に生じます。「パンディング」は、技術・機械装置を繰り返し操作する、普通の物を手にもったり、調べたり、並べたりする、身だしなみを整える、買いだめする、異常に大量に字を書く、場合によっては社会的に認可されないダンスを踊り続けることなどに、強くひかれることであるといえます[69, 70, 71]。

パーキンソン病において、腕時計を組み立てて分解したり、釣り、塗装、電子メール、雑誌のページを破いたりなどの各種変わった反復行動のパン

ディングをする人を見てきました。この型にはまった行動を止めようとすると、通常、抵抗したり、いらいらしたり、気分変動が生じます。患者は多くの場合、その行為を止めるよりはむしろ「キレてしまう」のです。もっとも通常は安全で決まったパターンが保証されていて、患者本人も満足しているので、実のところパンディングしている状態を好む介護者もいます。

　パンディングは、1972年にリランダーらによって初めて医学論文で記載されました。ジョーセフ・ヘラーは1950年代初期に「キャッチ＝22」を書き、小説はリランダーが記載する前に1961年11年に発表されていますから、この小説はこの行動現象を実際に先に認識していたといえます。ヘラーの小説では、パンディングはイタリア人売春婦の小剣の小手で負った頭部外傷が原因でした。パーキンソン病においてパンディングはドパミン補充またはドパミン作動薬治療によって生じることがあります[71]。

　変わった行動がドパミン作動薬治療中に起こる場合、すべてのパーキンソン病患者または介護者は医師に伝えなければなりません。パンディングを含む変わった行動は、投薬の単純な調整や、クエチアピン、クロザピンまたは安定剤などのその他の薬物を加えることによって治療できる場合があるからです[19]。

## ドパミン調節異常症候群

　ドパミン補充療法（例えばメネシットやマドパー）を使用していると起こる稀な問題に、ドパミン調節異常症候群と呼ばれるものがあります。クィーンズスクウェア病院のアンドリュー・リースらは、これをさらに快楽定常性調節異常症候群と称しました[73]。その症状はドパミン補充療法をしている患者のわずか約1〜3パーセントにしかみられず、そして、原

典の記載はメネシットとマドパーだけに焦点を合わせたものでした。患者が投薬を渇望し、どんな悪影響が出てもかなりの量を内服してしまうことから、それは中毒様症候群であると考えられています。パーキンソン病の内服薬自体が脳の報酬中枢を刺激すると考えられるので、臨床医がこれを解決することは困難な場合があります。治療法としては、投薬調整、認知行動療法、さらにはカウンセリングが挙げられます。さらに、パンディングのように、クエチアピン、クロザピンまたは安定剤が通常の生活を回復するのに有効である場合があります。

## メネシットとマドパーは毒じゃない

　ドパミン作動薬は、ドパミン補充療法（例えばレボドパ）に伴う代替的または補助的治療法として1990年代に導入されました。これらの薬はレボドパと比較して病気の進行を遅くし、これらの使用がレボドパの合併症を減らす可能性を示唆され公に販売されてきたものです。レボドパを非難する最初の主張の多くは、パーキンソン病治療の主流であったレボドパにとって代わるために、製薬業界からわき起こりました。現在では、アゴニスト使用のほうが副作用や問題が多いことや、レボドパはパーキンソン病治療のために素晴らしい薬であることが知られていますが、この反レボドパ・キャンペーンの効果は当時、世界中で感じられました。

　多くのパーキンソン病患者とその家族は、メネシットまたはマドパーが病気の進行を加速する可能性があるという継続的報告に、不必要に心配させられてきました。多くの神経内科医は、投薬量と服薬間隔を不必要に制限してきたのです。これは、ほぼ実在しないヒトでのエビデンスによって加速しました。患者と家族は、メネシットとマドパーなどのドパミン補充療法がパーキンソン病の唯一、有効かつ重要な治療のままであることに気づくべきです。

ドパミン補充療法は有毒ではなく、疾患進行を加速するわけでもありません。ロンドンのクイーン・スクエアのローラ・パルッキネンらは、96のパーキンソン病剖検脳で病理を調べ、レボドパ使用に関する情報を含む臨床情報で組織を比較しました。本研究は、人間の病態においては「レボドパの慢性使用は、パーキンソン病の病理の進行を促進しなかった」と結論しています。

　他方で関連する論説では、この分野の著名な神経内科医が「レボドパがドパミンニューロンに有毒で、変性過程を加速するかどうかに関しての懸念は残されたままである」と指摘しました。

　これらの主張を裏づけるために用いられる科学には、レボドパは自己酸化を受けていること、活性酸素を形成すること、さらには有毒な原線維の存在などがあります。さらにこの証拠には、レボドパを脳細胞と混ぜ合わせてシャーレの上に置くだけの実験が含まれています。このシャーレ内のレボドパは、同様にシャーレに入れられた脳細胞に有毒でした。しかし、この研究はヒトのパーキンソン病において薬の毒性を示すにあたって十分なものではありません[74, 75]。

　多くの国から出された多数の研究からの複数レベルの証拠があります。最も新しく、大規模なものには、ELLDOPAスタディがあり、ニューヨークのコロンビア大学のスタンリー・ファーンらによって発表されたものです。スタンは近代運動障害疾患神経学の創始者の1人ですが、彼はレボドパがヒトの患者に非常に有益であり、病気の進行におそらくマイナスではなく、プラスの影響があると結論づけました[76]。現在、ロブ・デ・ビーによってオランダで行われている追跡調査があり、おそらくレボドパ治療の有益性のより多くの証拠を提供するでしょう。

全米パーキンソン財団の質改善主導研究で長期に経過観察されている6,000人以上の患者において、最も多く投与された薬がメネシットです[77]。それはこれまで試みられたパーキンソン病研究で最大かつ最長のものです。本研究の専門の臨床家によって、ドパミン作動薬を含む他のどの薬よりも多くレボドパが使用されており、罹病期間が増加するにつれてよりレボドパが使用されたことが示されました。臨床家がレボドパを中止しようとする場合、患者はこれらの情報のすべてを思い出すべきです。

　これらをふまえたとき、パーキンソン病患者に参考になるのは、メネシットとマドパーはパーキンソン病治療として安全かつ有効であるとみなすべきだということです。投薬量と投薬間隔は、有益性を最大にし、個々の症状に合わせて治療をテーラーメードするために、経験豊かな神経内科医や臨床家によって頻繁に調整されるべきです。患者と家族は、レボドパが有毒で、病気の進行を加速するという話は、良好な治療の大きな阻害因子になると客観的に認識しておくべきでしょう。医師－患者関係の貴重な時間を、レボドパは有害だという主張に浪費するべきではありませんし、特に治療可能な症状を呈している患者においては、医師はこの決定的治療を過少に処方するべきではありません。メネシットとマドパーの批判者は、臨床治療を変えたいのであれば、より強いヒトでのデータを出す必要があります。それまでの間は、私たちは、レボドパ補充療法は有毒でなくて、パーキンソン病を加速しないということを強く支持する証拠の重みを患者と共有して、患者に応対する必要があると思います[19]。

## 中毒様症状とドパミン作動薬の新たな重大リスク

　さらに、ドパミン作動薬と関連しているかもしれない重大なリスクがあるということが分かっており、その重篤な合併症はこの種類の薬を内服している患者のほぼ6人に1人で起こるとされています[78, 79, 80, 81, 82]。医師、

家族、そして患者は、これらの薬剤を試す前に、ドパミン作動薬の潜在的リスクを理解するべきです。アゴニストの効果が良好である場合であっても（実際、大半の患者にとって良好ですが）、強迫性や衝動性の問題が出現すると、ドパミン作動薬は家族を崩壊させる有害行動を悪化させうるということがトロント・ウェスタン病院のトニー・ラングによって指摘されました。トニーはこの分野の世界的トップリーダーの1人であり、彼の声明は重要です。患者と家族がドパミン作動薬のリスクに気づいていれば、問題が起こった場合に、すぐに中止したり変更したりすることができるでしょう。

　ドパミン作動薬の使用による衝動制御障害の発症は、臨床診療の大きな問題となり、そのうえ、複数の集団訴訟による非常に大きな法的な問題にもなりました。ペンシルベニア大学のダン・ウェイントローブ医師は彼の同僚とともに、米国とカナダの46の運動障害疾患センターでパーキンソン病の治療を受けている3,090の患者を調べ、患者のなんと13.6パーセントに衝動制御障害（5パーセントの病的賭博を含む）、3.5パーセントに強迫的性行動、5.7パーセントに強迫的買い物、4.3パーセントにむちゃ食い障害、3.9パーセントにそれらの問題の二つ以上があることを発見しました。そして、ドパミン作動薬を内服していない患者と比較して内服している患者ではこの障害が多いということはもっとも重要なこととして覚えておきましょう（17.1パーセント対6.9パーセント）[81]。

　ドパミン作動薬使用後に出現するこれらの行動のリスクのプロファイルが明らかになりました。ダンは、ドパミン作動薬の開始前にある重要な問題として、若年、未婚、喫煙、賭博問題の家族歴をあげています[81, 82]。

　2007年に、現在クリーブランド・クリニックの運動障害疾患センターのチーフであるヒューバート・フェルナンデスと私は、マイク・シャピロ

という名の医学生を共に指導しました。マイクは精神科に進み「病的パーキンソン病ギャンブラーに関する4つのA：不安（Anxiety）、怒り（Anger）、年齢（Age）、ドパミン作動薬（Agonist）」という重要な論文を発表しました[83]。これらの行動につながるリスクとして、ドパミン作動薬の使用、年齢（若い）、不安、怒りがあるというのです。ただ、私たちは残念ながら、もう一つの「A」を忘れていました。それは、後に英国のケンブリッジ大学の精神科医であるヴァレリー・ブーンによって指摘されたアルコールまたは薬物濫用の既往歴（Alcohol/Abuse）です[78, 79]。医師と患者は、ドパミン作動薬をパーキンソン病患者に対して処方する前に、衝動制御障害の発症リスクのプロファイルを理解することが、非常に重要となります。

ドパミン作動薬は、レストレスレッグス症候群、プロラクチノーマ、線維筋痛症などの他の病態を治療するためにも、ますます用いられるようになっています。現在では、これらの薬が他のパーキンソン病以外の患者群でも衝動制御障害になる場合があるという証拠があります。

2011年に、タイから研修に来たフェローの1人であるナトラーダ・リモタイは、ドパミン調節異常症、パンディング、衝動制御障害とドパミン作動薬禁断症候群（DAWS）について非常に重要な論文を書きました[84]。私たちの臨床グループは、パーキンソン病の中毒様の行動についての単語が知れ渡っていなかったことをますます心配するようになっています。全米パーキンソン財団で、私たちは、毎年、ドパミン作動薬の使用によって生活が荒廃したという患者や家族から数多くの手紙を受け取っていますし、フロリダ大学での私個人の診療現場でも同じ問題がみられます。結婚は失敗し、過剰性行動、むちゃ食い、強迫的インターネット使用と強迫的インターネット・ポルノなど、あまりに多くの症例が自然とリストアップされました。しかし、同時に、中毒がパーキンソン病患者に起こることがあるという可能性を認めるのを拒否した神経内科医や一般開業医から、大

抵抗がわき起こったのです。私たちは、かなりハードワークをして、9年間の経験を調べた論文を公開して、広く市民と医療専門家が利用できるようにし、中毒はパーキンソン病に生じることはないという神話に直接立ち向かいたかったので、わざと論文に「中毒様症状とパーキンソン病：単施設における9年間の経験」というタイトルをつけることとしました。

ナトラーダは1,000人以上の患者カルテを調べ、ドパミン作動薬を減量した患者の8パーセントが、オピオイドとコカイン使用者で報告される症候群と類似するドパミン作動薬禁断症候群（DAWS）を呈することを発見しました[84]。DAWSについての概念は、メリッサ・ニーレンバーグによって、彼女がニューヨークのコーネル大学で運動障害疾患のフェローシップをしている間に初めて紹介されたものです。メリッサは、単に電話で、禁断症状のように聞こえる訴えをする彼女の患者の話を聞くことによって、禁断症候群の存在をみつけました[85]。鋭く重要な観察であったと言えるでしょう。

ナトラーダは彼女が調べたサンプルの約1パーセントにドパミン調節異常症候群があると報告しました。それはレボドパまたはドパミン錠剤への中毒に伴う症候群です。しかし、彼女のケースシリーズにおける行動異常で最も多かったのは衝動制御障害（ICD）で、対象者の9パーセントに起きていました。最近のケースシリーズでは約14パーセントと報告されていますから、それでも実際の発生率は過小評価されていたわけです。私たちは、DAWSの数が少ないのは、この研究対象となった9年の最初のほうではまだこの症状が十分に認識されていなかったことが原因だと結論しました。私たちは単にその発症に気付かなかったのです！　興味深いことにパンディングは衝動制御障害患者とドパミン調節異常患者の両方に認められました[84]。ダン・ウェイントローブ、ヴァレリー・ブーン、トニー・ラングたちをはじめ多くの他の主要な権威者のように、私たちも、

パーキンソン病患者におけるドパミン作動薬治療が、中毒様の行動異常と想像以上に強く関連していたと結論することができました。

## 中毒様症状の治療

行動障害を防ぐための他の薬剤を加えるのと同様に、ドパミン作動薬を減らすか中止することがこれらの中毒様症状の治療の主流でした。カウンセリングと認識行動療法は治療アプローチとして示唆されましたが、まだ慎重に研究されていません。一部のグループは、脳深部刺激療法のような手術を用いることさえ示唆しました。その治療は、脳深部刺激療法を追加することによって患者がドパミン作動性薬物を減らすことができ、したがって中毒様症状と戦うことが可能になるというものでした。

私たちの医学生の一人であるサラ・モームは、DBS手術を受けた私たちの患者全員の医療記録を後ろ向きに調べ観察し、ドパミン調節異常症の診断が片側性もしくは両側の刺激か、どの脳のターゲット（視床下核または淡蒼球内節）かには影響されないこと、衝動制御患者の7例うちの2例は症状が改善したが、術後に17例で衝動制御障害が、さらには2例でドパミン調節異常症が発症すると報告しました。ここで学んだ教訓は、ICDとDDSはDBS手術の前に治療されるべきであり、DBSは最初に行う治療ではなく、問題を誘発することもありうるということです[86]。ポール・クラック率いるフランス・グルノーブルからのグループは、ICDを患っている患者にDBSを適用するより安全な方法論を最近紹介しました[87]。

### 第6の解決の鍵

# パーキンソン病にも起こる中毒様症状

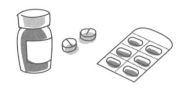

# 第7章 運動は脳機能を改善する

>「運動の欠如はあらゆる人間の健康を破壊する。一方、動くことと秩序だった身体運動は、健康を維持してくれる。」
>
> ―プラトン

　十分な薬物治療がパーキンソン病のさまざまな症状に対処するために開発される何年も前に、一部の医師は運動をし、忙しくし、可能な限り「肉体的」でいることを推奨しました。レボドパ時代の前に施設に収容されたパーキンソン病患者は、医師のために回診のときにカルテ運搬車を押すとか、病院スタッフのためにタオルをたたむとかを要求されていたという話があります。作業特異的身体労作後のパーキンソン病患者の改善についての初期の観察により、運動が有益である場合があるという確信を与えました。長い間私自身の診療において、運動は「薬のよう」であり日々のストレッチは有意な利益があるかもしれないと患者に伝えてきました。診察の予約前に理学療法を受ける患者は、しばしばより快活で楽観的であるように見えることに気づいてはいたのです。パーキンソン病患者のための運動によるメリットを個人的に信じてはいますが、最近までそれを処方するための強い科学的な正当性はありませんでした。

## 運動のエビデンス

　ピッツバーグ大学の有名な神経科学者であるマイケル・シグモンド博

士は、運動が神経保護的か、パーキンソン病患者に疾患修飾性があるかを調べました。マイクはこの分野を進歩させるために臨床医と研究者がともに働くことに尽力し、初期の多くの実験に関与しました。彼のグループは、パーキンソン病の6-水酸化ドパミン動物モデルで運動の効果を実験しています。マイクは、動物に運動させると運動によってパーキンソン病症状を発症する脆弱性（病気になりやすさ）が下がると言っています。運動が栄養因子として知られる脳内化学物質を増加させ、これらの栄養因子が脳細胞の死を保護すると推測したのです[88, 89]。

　ロサンゼルスの南カリフォルニア大学のベス・フィッシャーとジゼル・ペッツィンガーらは、パーキンソン病における運動の研究を動物モデルからヒトでの研究に移し、米国のリハビリテーション専門誌に「パーキンソン病患者における、高強度運動の機能的パフォーマンスの効果に関する予備データを得る」ことを意図した論文を発表しました。彼らは、パフォーマンスの改善は脳における良い生理学的変化が伴うかどうかについても確認したかったのです。その結果、パーキンソン病の運動サブスケール（UPDRSと呼ばれる）の適度な改善があり、高度な強度運動は最も有益でした。その所見からは、特に高強度の運動において運動による症状への好影響が支持されました。この研究は、いくつかの他の最近の研究とともに臨床診療を変え、ほとんどの運動障害疾患の専門家が、現在では患者に「毎日運動しなさい」と言うようになったのです[90, 91]。

　運動は症状面で有益性がありましたが、それが転倒の減少にも言えるかどうかを調べるためには大規模な研究が必要です。ありがたいことに、多くの研究は終了間近か、刊行直前となっています。これらには、ダニエル・コーコス、クリストファー・ハスとデイビッド・ヴァイアンクールの、パーキンソン病におけるウェイト・トレーニングの研究が含まれます。さらに他の研究の1つには、ニューイングランド・ジャーナル・オブ・メディ

シンに発表されたものがあり、太極拳がバランス問題の治療として勧めています[92, 93]。

アンケ・スニッジャーとバスティアン・ブルームは、最近、ニューイングランド・ジャーナル・オブ・メディシンに発表された短報で、有名なあるパーキンソン病患者について報告しました。重篤な歩行困難と歩行時のすくみを呈する進行期のパーキンソン病の患者の劇的なビデオで、長年にわたってパーキンソン病を患っていた患者が毎日6マイル以上自転車に乗ることが可能であると報告していたのです。これは「非常に興味深い」とブルーム博士の心を打ちました[94, 95]。

私がパーキンソン病患者のケアを長年行って学んだことの1つは、患者が言うことを信じるということです。ブルームらはこの話を追跡してそれが真実であることを確かめました。その劇的な報告に引き続き、ジョージア工科大学、のちにクリーブランド・クリニック財団のジェイ・アルバーツ博士によって、もう一つの事実が実際に報告されました。

ジェイはその自転車と強制運動負荷はパーキンソン病で有益だったと示したのです[96]。チャリティのためにパーキンソン病患者と一緒に後部座席に乗ってアイオワ州全域で観察を行い、患者はサイクリングによって著しく改善することを彼は発表しました。私がアトランタのエモリー大学にいたとき、ジェイはジョージア工大にいて、私たちは異なる研究プロトコルで同じ患者をみていました。私のプロトコルは完全なる失敗でしたが、ジェイのそれはアイオワ旅行になっただけでなく、パーキンソン病の運動に関する研究での重要な進歩につながったのです。

なぜサイクリングは症状を改善するのか？　なぜブルームの患者は歩くことができないのに自転車に乗ることができたのか？　これらの答えは謎のままです。しかし、多くの専門家は、その答えは一群の非常に複雑な相互連結した構造（すなわち基底核）の中の奥深くにあると信じてい

ます。この構造のネットワークは、運動、気分、認知機能の促通を補助します。基底核がどのように機能するかは、人類の最大の謎の1つですが、私たちは、これらのシステムが高度なデータ処理装置として働き、複雑な脳機能を調整し、情報にフィルターをかけ並び替えることによって機能すると信じています。おそらくブルームによって報告された、歩くことができないのに二輪車に乗ることができる男性は、基底核そのものによって、それが可能となったのでしょう。

あるいは、基底核が彼の驚異の乗車を容易にするために、他の脳システムでバイパスを作った可能性もあります。基底核疾患（例えばパーキンソン病や他の運動障害疾患）は、ストレスや不安（例えば睡眠障害や夫婦間の問題）によって悪化することを知られていますが、気分、運動、視覚や他のキュー（合図）、ならびに多くの非薬物および非外科的治療法（例えば太極拳）によって改善されることもまた知られています。私たちは基底核がどのように機能するかをもっと学ぶ必要があり、そして運動療法の力を利用する方法を理解する必要があるといえるでしょう[97]。

ブルームは、最近ニューヨークタイムズによるインタビューの中で、「パーキンソン病患者は二輪車に乗って、混雑した道路に出るべきだと主張しているわけではない」点を強調しました。彼は、患者は自転車に乗る際に助けが必要であり、信号で止まらなければならないときには困ってしまうだろうとはっきり言っています。患者は安全なところで乗る必要があるのです。彼は、患者に三輪車に乗るか、静止した自転車を使うか、二輪車を固定したトレーニング装置を用いるよう勧めました。一部の患者においては、「歩くことができないほど病気が進行していても、サイクリングによってパーキンソン症状を感じずに、本当の心血管強化運動をする機会を提供する」とも示唆していました。

ブルームの観察は興味深いのですが、私はすべてのパーキンソン病患者が、先走って、それを試すことがないように注意してほしいと思います。ブルームが、一生を通じてみんなが自転車に乗る国オランダの出身だということを肝に銘じてください。突然の薬のオフ現象、バランス障害、その他の複雑な問題によって衝突や重傷につながりうるのですから、医師と理学療法士のアドバイスを求めることがベストです。そしてあなたが新しい自転車に日没まで乗ることを選択した場合、どうか仲間と一緒にヘルメットをして乗ってください。

　オランダにおける全米パーキンソン財団(団体)の中核的研究拠点は、ブルームとマーティン・マンキーによって率いられています。彼らは"パーキンソン・ネット"という概念をこの分野に導入しました。パーキンソン・ネットは、パーキンソン病に関連した治療の著しい変化を促すことを目的として構築された組織で、その概念は強固であり、修正して他の地域や国々でも用いることが可能なポテンシャルがあります。それはいたってシンプルです。一言でいえば、より便利で統合された経験を患者に提供するための統合ネットワーク（国の全域で地理的に分散する可能性がある）を通してパーキンソン病治療を供給することなのです。

　ブルームとマンキーは、地域密着型病院で約700例の患者の試験を行いました。彼らは患者をパーキンソン・ネットのケアと、通常のケアに割りふり、6か月の間患者を経過観察しました。著者が定めた目的は、「①ヘルスケアシステムの変化の実現例を評価することと、②患者の健康上の利点を測定することによって、パーキンソン・ネットを実施した結果を記録すること、そして、③この新しい組織のケアの社会的コストに対する影響を評価すること」でした。主要エンドポイント（患者特異的指数 PSI-PD）は群間で違いがありませんでしたが、パーキンソン・ネットは全般の社会的総経済負担を引き下げる一方で、全体的に質の高いケアを提供してい

した[98, 99, 100, 101]。

　パーキンソン病関連の運動および移動能力の問題に対して、理学療法は最も普及していて広く用いられる医療の一つです。実際に発表されたパーキンソン病における理学療法と運動の試験の数は、近年500パーセント以上増加しました。運動に基づく動物試験からの刺激的な所見は、神経再生変化の可能性と疾患修正効果の可能性さえあることを明らかにしています。さらにいくつかの臨床試験は、理学療法が運動パフォーマンスと生活の質を有意に強化する可能性があることを示唆しました。残念なことに、これらの所見は地域医療に深く浸透するのにはこれまでのところ失敗しています。私たちは運動プログラムを国際的な現実とする方法をこの分野に確信させ、導くためにはより多くの研究を必要としているのです。

　今日、世界中のパーキンソン病診療において、運動は以前よりも頻繁に処方されてきています。これまでの知見は良い効果を指し示しているように見えますが、さらなる研究が必要であることも確かです。うまくいけば、これらの研究は、①どのような運動が必要で、②どの運動強度で、③どのくらいの頻度が最善かということを明らかにできるでしょう。多くの臨床家が処方する運動が疾患修飾性効果や神経保護効果をパーキンソン病の初期にもたらす可能性があると私は信じていますが、この概念はまだ証明されていないままです。ただ、運動は一般的な健康上の効果だけでなく、運動機能および非運動機能への効果がある可能性があるようです。ですから、日々の運動プログラムを考慮することは合理的だと思います。汗をかくことを嫌がるようでは多分効果がないでしょう！

## 第7の解決の鍵
### 運動は脳機能を改善する

# 第8章　入院に備えよう

「よく訪れるお気に入りの墓地がある。なぜ気に入っているかと言うと、そこはとても清潔で、医師と看護師が皆大変に親切だからだ。」
—ジャロッド・キンツ

　数年前、私たちは、病院での良くない経験に関して患者から受け取る報告の数に驚きました。そこで全米パーキンソン財団中核研究拠点の国際的なネットワークを利用することにより、これらの問題を調査することにしたのですが、この調査で発見した事実は、驚異的なものでした。

## パーキンソン病患者の入院

　私たちのグループは、入院したパーキンソン病患者のケアの問題を同定し、改善することを目的とした一連の3つの論文を発表しました。最初の論文で、私たちは文献を調査し、入院したパーキンソン病患者の診療におけるギャップをあぶり出すことを目的としました[102]。一般集団と比較したときに、パーキンソン病患者は典型的にはより高率に病院に入院し、より長い期間入院することが多いということを多くの専門家が引用していますが、この点に関心をもったのです。私たちの研究グループは過去40年の出版論文を調査したところ、ほとんどの論文は高率な入院と合併症の原因となる要素として運動障害を引用していました[103, 104]。

しかし入院の主な理由としては、他の状態が多く記録されていました。これらには、運動合併症、移動性低下、服薬順守不足、神経安定薬（ドパミン遮断薬）の不適当な使用、転倒、骨折、肺炎など他の大きな医学的問題があげられたのです。関連する様々な問題が明らかになり、その多くは予防や改善が可能でした。薬物、投薬量、特別な投与計画は、病院でパーキンソン病患者がうまくいくための決定的要素でしたが、病院のスタッフ・メンバーがこの問題に気づいているかははっきりしていませんでした。

まず薬剤と薬剤の管理に関するスタッフの訓練が欠けていること、そして早期から動くことの大切さとパーキンソン病の死因第1位である誤嚥性肺炎の予防が、決定的に重要であるということを指摘した論文はほとんどありませんでした。私たちは、教育プログラム、勧告、ガイドラインのすべてが非常に必要だと結論づけました。ガイドラインはおそらく生命を救い、ヘルスケアシステムのコストを減らし、結果を改善するでしょう。

## 入院患者のマネジメント

第2の論文では、私たちは、世界中の54の全米パーキンソン財団（NPF）センターのネットワークを利用することによって、病院でのパーキンソン病患者の現在の臨床と治療に関する意見を調査し[105]、それぞれのセンターにおけるパーキンソン病患者の入院に関するオンライン調査を完了してもらいました。これらのセンターは世界で選り抜きのケア施設のグループの一つで、これらのうち43施設は、評判が高く得ることが難しい中核研究施設（COE）の認定を受けていて、多くのセンターは、入院する時に患者に提供されたパーキンソン病特異的な治療の質に対する重大な懸念を報告していました。最大の懸念は、パーキンソン病を悪化させうる、病院スタッフによる外来での投薬スケジュールの順守と理解と評価の不

足でした。

　驚くべきことに、パーキンソン病患者が入院した場合、パーキンソン病専門医が即時に連絡をとることを容易にする既存の方針があったNPF中核研究施設はほとんどなかったのです。

　ひどいことに、入院の連絡は、典型的には直接患者または家族から報告されていました。約3分の1のセンターは、退院後、定期の外来受診までその患者が入院していたことを知らないと報告していました。退院後の受診は何か月もたってからになることもありました。外来受診をすぐに受ける機会はほとんどのセンターで不足しており、待機手術、転倒、骨折、感染症、精神錯乱などはすべて入院の一般的な理由でした。

　パーキンソン病患者が入院したときには、パーキンソン病専門医または少なくとも神経内科医介入の必要性がなければならないと私たちは結論づけました。パーキンソン病の管理、合併症、避けるべき薬剤に関する病院スタッフと臨床医への教育の改善が決定的に必要であり、そしてなによりも、不必要な入院を防ぐためには、外来の受診しやすさを改善する必要があったのです。

## 入院のリスクファクター

　第3の、最も重要な論文において、私たちは、全米パーキンソン財団の質改善主導研究で経過観察されるパーキンソン病患者の"入院"(救命救急室(ER)の受診または入院と定義する)のために危険因子を特定しようとしました。主導研究のモデルとしたのは、ダートマス健康センターでゲリー・オコナーによってまとめられた類似の調査です。ゲリーには、過激ですが実用的な考えがありました。彼は、すべての囊胞性線維化症患者

で年1回1ページのデータを集め、センターがどのようにしているかを基準とし、最善の臨床を進めるためにデータを用いていました。ほとんどのトップ科学者は、このアプローチを時間とエネルギーと金の浪費だとみなしました。しかし、レジストリは大きな利益を還元し、全国的な嚢胞性線維化症センターのネットワークで同定される問題に基づいて、嚢胞性維化症患者の現在の平均寿命は約28〜38歳から10年以上も長くなったのです。

全米パーキンソン財団のCEOであるジョイス・オーバードルフは、ゲリー・オコナーを雇い、同じプログラムを繰り返して、この考えをパーキンソン病にあてはめ、私たちの専門家とともに働いてもらうことにしました。ジョイスは若い才能を借り、ハーバード大学とコーネル大学から来たデータの魔術師ピーター・シュミットを雇いました。ピーターは、投資銀行員としての経歴を成功させた後、人々を助ける仕事をしたがっていました。ピーターは、ペンシルベニア大学のアンディ・シデローフ、トロント・マーカムのマーク・ガットマン、オレゴン大学のジョン・ナットと一緒に、懐疑的な臨床医と科学者の集団を全米パーキンソン財団質改善主導研究へと組織するのを助けることになります[77]。

主導研究からの最初のデータは3,060例の患者を含み、衝撃的なことに1,016例（33パーセント）は1年めで「入院」があり、そのうち49パーセントは、2年めで「再入院」がありました。そして最初の年に入院しなかった人々は、25パーセントが2年目に新しく「入院」していました。

そのデータは、私たちの若いオーストラリア人（現在ミネソタ州ロチェスターのメイヨー・クリニックにいる）のフェローである、アンハー・ハッサンによってまとめられました。大変驚いたことには、パーキンソン病患者の「入院」（ER受診または入院）は高率であり、これらの入院は、重症

度、多くの例えば高血圧、心疾患、肺疾患などの合併症やアップ・アンド・ゴー試験（椅子から立ち上がって、10メートル進んで、戻って椅子に座るまでの時間を計る）と関連していました。生活の質は入院した人で悪く、そしてもっともなことですが、介護者により大きな負担がありました。まさしく嚢胞性線維形成のオコナーの研究の場合のように、いくつかのセンターは他のセンターよりも良い結果であったという事実は、ケアを改善し入院を防ぐためにできるより良い方法があるかもしれないということを示唆しています。

## パーキンソン病で避けるべき薬

　病院の内外で、パーキンソン病患者はどんな薬を避けるべきか理解することが重要です。フロリダ州フォート・メイヤーズから来た、私の親友で非常に経験豊かな先輩の神経内科医エド・スタインメッツは、最近、米医薬品監視団体の パブリック・シティズンで公表された避けるべき薬のリストを私に示しました。それはパーキンソン病またはパーキンソン症候群に伴う症状に関連があるか確認されているかにかかわらず、すべての薬をリストアップしたものでした。単純な「薬リスト」を前にした患者と家族は、多くの薬剤がパーキンソン病に悪く作用し、場合によってはパーキンソン病を更に悪化させる場合があると誤って結論付けてしまうかもしれません。このやり方は一般的には誤っています。アプローチは良かれと思って行っているのですが、パーキンソン病は単純なリストで要約するにはあまりに複雑ですから、大きな修正が必要でした。

　カルビドパ/レボドパ（メネシット）、ドパミン作動薬などのドパミン補充療法は症状を改善する一方で、ドパミン遮断薬はパーキンソン病を悪化させることはよく知られています。多くのパーキンソン病患者が直面している大きな問題の1つは、精神症状（幻覚やパラノイアのような行動変

化）です。ドパミン補充療法によって誘発されることがある精神症状を緩和するために、ドパミン遮断薬を同時に投与するべきか？　それぞれの薬は各々を相殺するのでしょうか？

　一般に、ドパミン補充療法の効果を相殺しない2つのドパミン遮断薬があり、これらはあまりパーキンソン病を悪化させることはありません。その1つはクエチアピン（セロクエル）であり、もう一方はクロザピン（クロザリル）です。クロザピンは2つの薬のうちでより強力ですが、血液検査を毎週する必要があります。ハロペリドールのような神経安定剤などのその他の古典的ドパミン遮断薬は、パーキンソン病を悪化させてしまいます。すべてのパーキンソン病患者と医師は、これらの2つの薬は病院内外で起きた精神症状のための好ましい治療であることを知っていなければなりません。

　頭痛や胃腸運動障害治療に使われる普通の薬もドパミンを遮断する場合があり、パーキンソン病を悪化させたり、あるいはパーキンソン症候群（パーキンソン病のような症状）となったりする場合があることに患者は気がつかないかもしれません。プロクロルペラジン（ノバミン）、プロメタジン（フェネルガン）とメトクロプラミド（レグラン）などの薬は回避しなければなりません。さらに、レセルピン（本邦発売中止）とテトラベナジン（コレアジン）のようなドパミンを減少させる薬は、パーキンソン病を悪化させる場合があって、ほとんどの場合回避されなければならないでしょう。症状を悪化しない胃腸運動障害治療のための薬にはドンペリドン（ナウゼリン）や吐き気止めのオンダンセトロン（ゾフラン）があります。ドンペリドンは米国で入手できず、請求次第、専門薬局によって調剤することが可能です。

　抗うつ薬、抗不安薬、気分安定剤、甲状腺の補充薬と抗高血圧薬は、通

常は安全でパーキンソン病を悪化させません。これらの薬は、一般に米医薬品監視団体の パブリック・シティズンによって提供されるリストで見かけるが、惑わされてはいけません。ときに、パーキンソン病が悪化することになる反応もありますが、これらはめったに起きないものです。より大きな問題は薬物相互作用です。パーキンソン病で最も一般にみられる薬物相互作用は、MAO-B阻害剤（セレジリン、ラサジリンなど）とメペリデン（デメロール）のような麻薬性鎮痛剤とを併用したときに生じます。

また、MAO-A阻害剤（例えばピルリンドール）は、抗抑うつ剤と一緒に飲むべきではありません。稀ですが、抗抑うつ剤と併用するとセロトニン症候群（心拍数増加、ふるえ、発汗、瞳孔散大、筋肉のぴくつき、反射亢進）を起こすことがあると覚えておく必要があります。MAO-B阻害剤は、多くの薬剤師が潜在的相互作用を疑って処方することを拒否しますが、ほとんどの場合、抗抑うつ剤と併用しても安全です。この処方拒否については個々の主治医によって疑問を呈されるべきものです。

パーキンソン病とパーキンソン症候群に最悪な薬剤へのリストというアプローチにはきちんとした再評価が必要です。より洗練されたアプローチは、パーキンソン病の複雑さを考慮に入れることであり、一部の例外を除けば、ほとんどの薬が医師の指導のもと、パーキンソン病とパーキンソン症候群において、なんの問題もなく有効に投与することができます。「パーキンソン病に用いるべきではない」と印がつけられた店頭販売薬には、実際は該当しないものが多数含まれています[19]。

## ケア・キャンペーンを知ろう

全米パーキンソン財団は、入院患者への支援に寄与するため、入院情報とパーキンソン病に最悪な薬剤リストを用いました。全米パーキンソン

財団が遭遇した世界的な問題は、パーキンソン病患者の診療において患者が何をするべきで、何をするべきでないかについて、個々の病院や病院の従業員に頼ることができないということでした。この問題への対処法は、妊娠末期の妊婦のようにパッキングし、いつでももち出せるようにしたキット詰め非常用バッグを作成することです。そこにはあなたが入院生活を生き残るために必要なものすべてが入っているのです。

**そのキットは、薬を詰め込むのに十分で、さらにいくつかの重要な要素を含むものです。**

1. 次の病院受診に備える方法の情報を書いた病院行動計画
2. パーキンソン病識別ブレスレット
3. 医療警告カード
4. 現在飲んでいる薬剤のリスト
5. 病院のスタッフに手渡して、カルテにはさんでもらうパーキンソン病データ表
6. 病院のスタッフに病気を知らせるための「私は、パーキンソン病である」というメモ
7. 最も質の良いパーキンソン病ケアをしてくれたスタッフ・メンバーへの感謝状用カード

　そのキットは、パーキンソン病患者がすべての時刻で時間通りに投薬を必要とするということや、病院で使われる多くの一般的な薬がパーキンソン病を悪化させるということといった単純な考え方の基礎を補強するものです。

**あなたの病院滞在を短くし潜在的に状態を改善しうる解決の鍵として、以下のようなものがあります。**

- 病院で防止しうる過誤を避けて命を守る。

- あなたと家族は、患者の「弁護士」のような役割がある。
- あなたと家族は、あなたがかかわるすべてのスタッフと医師に伝える必要がある。
- あなたは、パーキンソン病患者がすべての時刻で時間通りに投薬を必要とすると改めて強調する必要がある。
- あなたは、パーキンソン病症状が睡眠障害、ストレス、感染症、麻酔／手術で悪化することを伝える必要がある。
- 入院は、その率からみると、遅かれ早かれパーキンソン病に起こると予測されるので、予定していない入院に備えておくべきである。

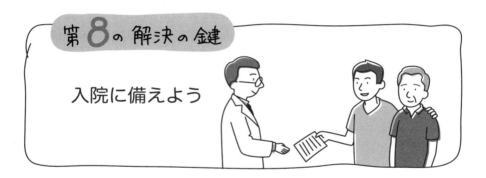

# 第9章 常に新しい治療法についてたずねよう

「医学にフィクションは必要ない」とフォスターは述べた。「なぜなら、事実は常に、我々の空想に勝るのだから」

——サー・アーサー・コナン・ドイル

　患者が診察室でたずねる最初の質問は自分の症状についてで、最後に最も心から知りたいことは研究についてでしょう。
「先生、研究はどこまで進んでいるのですか？」

　パーキンソン病研究は、最近、地球の至る所で文字通り何千ものトップ研究者とともに爆発的に増えました。研究者たち全員は、刺激的な新しい最先端を追い求めています。私たちは、ジェームス・パーキンソンが振戦麻痺について書いた1817年の最初のエッセイの記述から、ドパミン補充療法の導入までの間の期間よりも、最近の過去20年だけのほうが、パーキンソン病についてより多く学び、現在パーキンソン病が単一の疾患でないということが分かりました。パーキンソン病は、実際のところは、例えばふるえ、ひきずり足、小字症などの類似の臨床症状を示す一群からなる"症候群"です。これらの症状は、診断と治療のために医師を受診した患者の多くで生じますが、この症候群には複雑で複数の原因があるのです。

　まず研究で焦点を合わせることは、これらの原因を理解して分析することです。基礎科学では細胞レベルで、また病理および蛋白質とその調査方

法を用いた組織レベルで、生理学には脳回路レベルで、そして、遺伝学としてDNAレベルで起こる変化をそれぞれ分析することが重要です。これらの領域のそれぞれの変化は、パーキンソン病の謎を解明するのに役立つからです。

何がパーキンソン病を発症させるかについて解明が進めば、潜在的治療目標と治療アプローチを定めることができるでしょう。治療のターゲットには機能不全を起こしている細胞または細胞群、遺伝子、蛋白質、蛋白質蓄積などがあり、私たちはすべての神経回路を再調査することさえも可能です。各治療アプローチは、パーキンソン病とその症状につながる基礎となる問題を直接改善することを目的としたものでなければなりません。

パーキンソン病患者によくある誤解のひとつは、"対症療法と疾患修飾治療と根治治療がすべて同じである"というものです。各アプローチには重要な根本的違いがあり区別しなければなりません。対症療法は疾患の症候を改善させます。例えば、ふるえ、固縮または動作緩慢を治療するドパミン補充療法またはDBS（深部脳刺激法）などがそれです。疾患修飾治療は、パーキンソン病の進行を遅くすることを目標とします。対照的に根治療法は疾患の根絶につながるもののことです。現在、多くの内科的、外科的および行動学的な対症療法がありますが、疾患修飾治療と根治療法はひとつもありません[19]。この現実は、いったい何が根治治療への道につながるのだろうかという疑問を残します。

## 遺伝学的アプローチ

ジェイムス・ワトソンとフランシス・クリックが1953年にDNAの二重螺旋構造を発見してから、私たちはずいぶん遠くに来たものだと思います。遺伝学と遺伝子検査は広く利用できるようになり、パーキンソン病遺

伝子の候補すべてを同定する競争が行われてきました。私たちは、パーキンソン病と診断された人の5〜10パーセントにおいて、DNAに同定可能な異常があることを確認しています。遺伝コードの変化は、ほとんどの場合、単純な血液検査により確認することが可能です。私たちが見つけていないDNA異常もありますが、近い将来、より多くの遺伝子突然変異が見つかるかもしれません。遺伝学はパーキンソン病の潜在的な根本的原因のための重要な手掛かりを提供してきたのです。

　例えば、アルファ・シヌクレイン（SNCA）蛋白のコードに遺伝子変異があると特別なタイプのパーキンソン病になります。これは革新的発見でありパーキンソン病の遺伝子の型を超えて意味があるものです。脳内におけるこの蛋白質の蓄積はパーキンソン病のすべての症例全体で一貫して観察され、それをたどって一つの遺伝子異常へ行き着いたのは、極めて重大な発見でした。また、PARKIN、LRRK2、PINK1といったその他の遺伝子はすべてパーキンソン病の発症と関連があり、これらの遺伝子が病気の原因となっている可能性のメカニズムや、さらに潜在的な薬剤のターゲットに科学者の目を向かせることとなりました。

　インターネット最大手グーグルの共同創設者の1人である、セルゲイ・ブリンは、高度な方法でパーキンソン病遺伝学の世界を変えました。世界の神経遺伝学と遺伝子検査の分野全体を、若いコンピュータプログラマーが一体どうやって変えたのでしょうか。実際には非常に個人的な事情からでした。彼の母ユージーニアはメリーランド大学を受診してパーキンソン病であるという診断を受けたことを知ったブリンは、自分の遺伝子検査を受けます。血液検査の結果、LRRK2として知られている遺伝コードに小さい突然変異が見つかりました。LRRK2は現在パーキンソン病で最も一般に知られている遺伝子の型です。遺伝子検査の後、「自分自身の遺伝コードはコンピュータ・コードとなんら違いはない」といったブリンの発言は、

よく引用されています。遺伝子に傷があれば、私たちはまさしくそれを治療する必要があるのです。それからブリンと彼の妻は「23andMe」と呼ばれる会社を始めました。この会社は遺伝学カウンセリングなしで、パーキンソン病に対する大規模な遺伝子検査を提供しています。遺伝子カウンセリングは、典型的には、自分の人生に潜んだ遺伝子変異を見つけることの意味を患者と家族に説明する訓練を受けた専門家によって行われますが、恐ろしい病気を患う運命であるということを知った場合、あなたは別の人生を送りたいと思うでしょうか？

　23andMe社が遺伝子カウンセリングを行わないことは、世界的な議論となりました。その必要性は、別の神経疾患であるハンチントン病とウェクスラーという名の姉妹の重要な逸話で示すことができます。ウェクスラーの話は彼女たちの父親がハンチントン病と診断されたときから始まります。ウディ・ガスリーの家族と一緒に、彼女たちは、研究のためのお金を集めようと、1960年代後期にある運動を始めました。この運動は、遺伝病財団を設立することに至ります。ウェクスラー基金と世界中の複数の科学者のサービスを通して、ハンチントン病の遺伝子はマサチューセッツ総合病院の研究者、ジェームズ・グゼルラによって1984年に同定されたのです。

　ハンチントン病の発症の仕方は、あなたの親のどちらかが病気の遺伝子をもつならば、あなたは2分の1の確率で発症する、というものです。これらの統計は、常染色体優性遺伝として知られているものを反映しています。常染色体優性の障害においては、異常遺伝子の1つのコピーを継承するだけで病気にかかるのです。姉妹は発症のリスクがあり、かつ、ハンチントン病の遺伝子は見つかっているので、2人の女性は検査すべきか否かを決めなければなりませんでした。

遺伝子検査の有効性から考えて、ほとんどの人は患者全員が遺伝子検査することを選ぶだろうと考えるでしょう。しかし実際は、一旦、患者と家族が遺伝相談員と座って、彼らの遺伝子の状態を明らかにすることの意味を見直すと、約50パーセントの患者は意図的に検査しない決断をするのです。ではこの姉妹はどのような決断をしたでしょうか？　カリフォルニア大学の歴史家であるアリスは、検査を受けて遺伝子は陰性であることが分かりました。一方、ハンチントン病の研究者であるナンシーは、まだ検査を受けていません。皮肉にも、ナンシーは米国とベネズエラのマラカイボのハンチントン病遺伝子探索研究および遺伝子研究の研究チームのきわめて重大な一員であり、それは今も続いています。ナンシーは、世界で最もハンチントン舞踏病患者が多い集団を調査するために、マラカイボへの旅行を指揮することにこの30年間を費やしました[106]。これらの訪問のうちの1回、彼女とマサチューセッツ総合病院神経内科部長のアン・ヤングに同行したことは、私の経歴のうちでスリリングな体験の1つでした。

　パーキンソン病研究から明るみに出たことは、「治癒」に近づく方法として2つの学派があるということでした。グーグル・アプローチは、遺伝学に焦点を合わせた量とデータに基づく方式です。ブリンらは、彼らが十分なDNAとパーキンソン病患者に関する十分な情報を集めれば、問題の解決法は自然と浮かび上がると考えているわけです。

　この考え方は、科学的研究法に基づいた伝統的なパーキンソン病研究アプローチに真っ向から挑むものといえます。重要な疑問をあげ、分析できる仮説を定め、仮説を検証し、そしてさらに多くの疑問が生まれそれに答えるように仮説に進み続けるという、このような科学的研究法に対し、ブリンらによる新しい方法の利点は、より直接的でより焦点を合わせることができるという点です。どちらのアプローチがパーキンソン病研究に勝

利するかは時間のみぞ知ることですが、あるいはその両方ともが新しい研究の将来に重要かもしれません。

　ますます多くのパーキンソン病患者と家族が遺伝学的スクリーニングを受けるにつれて、技術のさらなる改善が続けられています。1つの非常に興味深い進展は、X賞財団の1000万ドルのアーチン遺伝学X賞で、これは、100のヒトゲノムに10日以内にシークエンスをかけることができる装置を開発した最初のチームに与えられることになっています。その賞はまだ受賞されないままですが、完全なゲノム塩基配列決定法はすでに使用可能となり、コストと技術は改善され続けています。裕福な患者は、現在、お金を払って自分の完全な遺伝コードのコピーを書き出してもらうことが可能です。こうして、今やあなたは、パーキンソン病を見つけるための検査をするべきか否かに関する倫理議論に加えて、すべての既知の病気のためのDNAスクリーニングをすることを望むかどうかについても考えなければならなくなったのです。

　この話には複雑なねじれ現象があります。つまりあなたが特定の遺伝子をもっていても、必ずしもあなたが疾患にかかることを意味しないからなのです。近代の遺伝学の分野は、グレゴール・メンデルが雑種エンドウマメを交配させて作っていた1850年代に想像されていたよりもはるかに複雑で、実際に遺伝子をもっていても病気を発症しないことがありうるのです。この難解な現象は、遺伝子欠損があっても実際にはリスクは様々で、100パーセント未満となることを意味します。これからの遺伝学は、どんな潜在的環境トリガーがあなたのDNAをオン／オフすることができるかという情報も調べる必要があるでしょう。カリフォルニア大学のジュディス・スターンは、「遺伝子は銃に弾を込め、環境が引き金を引く」という言葉を造りました。パーキンソン病においても、現在、あなたのDNAをオン／オフすることができる環境トリガーを特定する競争が起きています。

それでは、私たちの最も一般的なパーキンソン病遺伝子の型である、LRRK2 (leucine rich repeat kinase type 2) 変異の治療を想像してみましょう。この遺伝子はダーダリンと呼ばれる蛋白質をコードします。ダーダリンはふるえを意味するバスク語ですが、皮肉にも、LRRK2を有するすべてのパーキンソン患者がふるえを実際に呈するというわけではありません。DNAにLRRK2変異のある人々は、パーキンソン病と胃腸障害であるクローン病のリスクが増加します。LRRK2変異は、細胞の機能喪失につながり、最終的に細胞死に至ると考えられています。したがって、根治療法のためのアプローチは、いずれも細胞死を止めることをターゲットにしなければなりません。

　脳内でLRRK2に関連した細胞死を止めるいくつかの有望な方法があります。これらのアプローチの例としては、脳細胞死を防ぐことを期待して、薬剤または栄養因子を介して、LRRK2またはその蛋白質産物あるいは何らかのLRRK2の下流への効果を標的とする直接的な遺伝子治療の方法（例えば、健康なLRRK2細胞を挿入するなど）があります。LRRK2が「機能喪失」遺伝子であるので、一部の研究者は他のパーキンソン病遺伝子の遺伝子治療に、より敏感に反応すると信じています。

## 遺伝子が弾を込め、環境が引き金を引く

　農薬やオレンジ剤（ベトナム戦争に使用された）など、パーキンソン病発症の潜在的な環境危険因子はいつもニュースとなっています。患者と家族は化学物質とパーキンソン病に関する気がかりな見出しを目にするかもしれませんが、しかしこれらの危険因子に暴露することはほとんどありません。

　サニーヴェール・パーキンソン協会のサムエル・ゴールドマン博士とカーリー・タナー博士は、第2次大戦の退役軍人のコホートから双子を選

んで調査を行いました。双子のペア（半分は一卵性双生児だった）を利用することによって、研究者はパーキンソン病の発症に関して、遺伝による影響を限定したのです。各双子のペアのうち1人は、パーキンソン病と診断されている必要があり、非常に慎重に職業および嗜好の既往歴を聴取しましたが、患者から直接聞いた既往歴は、ほとんどの場合配偶者や兄弟から代わりに聞いた既往歴と同様に十分ではなかったので、産業保健師がそれを確定するのを補助しました。産業保健師は職場環境での曝露、危険またはリスクを確定することができる慎重に訓練された専門家です。

　研究者と産業保健師が協力して6つの溶剤を調べた結果、トリクロルエチレン（TCE）のみが男性でパーキンソン病発症リスクの増加（6.1倍）と関係していることを発見しました。さらに、TCEに、またはPERC（テトラクロロエチレン）と呼ばれるもう一つの化学物質に曝露された男性は、パーキンソン病の発症のリスクが8.9倍高かったのです。

　興味深いことに、いままでパーキンソン病の発症に関連があると考えられたノルマルヘキサン、キシレン、トルエンのすべてが、このコホートではリスクの増加を示しませんでした。この種の疫学研究においてはエラーの可能性があるので、環境曝露の研究のすべてを注意深く解釈し複数の調査報告書の共通点に注目すべきでしょう[107, 108, 109]。

　患者と家族がTCEについて尋ねるべき重要な質問は、どんな仕事がTCEの曝露につながるかということです。
**以下は、TCE と接触しうる項目のリストです。**

- 油除去剤
- タイプライター液
- ペンキと剥離剤

- カーペットクリーナーとシミ除去剤
- 接着剤
- コンピュータ部品のクリーナー
- カフェイン抜きコーヒー
- ドライクリーニング
- 織物工場
- 手術室の麻酔薬

**以下は、TCE曝露の危険性が最も高い職業のリストです。**

- 電気技術者
- ドライクリーニング業
- 産業機械工と修理作業員
- 医療従事者

　急性TCE曝露と慢性TCE曝露の違いを理解しておくことが必要です。急性の高用量曝露は、中枢神経系を抑制し、呼吸障害、不整脈、昏睡、その他の症状を来す可能性があり、急性のTCEはひどい皮膚刺激を起こすことも分かっています。しかし私たちがTCE曝露とパーキンソン病について話すときは、長期の慢性曝露を意味しています。長期被曝は、不安定、眩暈、頭痛、記憶喪失と多くの他の症状とも関連していました。サムエル・ゴールドマンによる最近の調査は、慢性TCE曝露の後遺症にパーキンソン病のリスクをいれる必要があるかもしれないということを示唆しています。

　患者と家族は、パーキンソン病の危険因子はTCEだけでなく、多くの環境曝露があることにも気づくべきでしょう。デューク大学デーナ・ハンコックらは、殺虫剤と除草剤（特に塩素化炭化水素と有機燐化合物）は－家族歴がなくても－パーキンソン病のリスクを高めると最近報告しまし

た。したがって、農薬とそのほかの環境危険因子はパーキンソン病の発症の重要な考慮すべき事柄として浮かび上がったことになります[110, 111]。患者や家族、そして医師は、これらのすべての化学物質を知りその曝露リスクを評価すべきであると言えます[19]。

最も重要で新しい研究分野の1つに、遺伝子と環境の相互作用があります。一部の研究者は、この領域を"エピジェネティクス"と呼びます。ただ遺伝子をもっているからといって、必ずしも疾患を発病するわけではないということは明白になっていますし、同様に、ただ環境に曝露しただけでパーキンソン病になるというわけではありません。ほとんどの科学者は、まだ検証中ですが「2回打ち仮説」があると信じています。言いかえると、パーキンソン病を誘発するためにはおそらく複数のイベントが必要だということです。したがって、実際、遺伝子は銃に弾を込めるかもしれませんが、環境または別の未知の要素がトリガーを引くかもしれないのです。

## 幹細胞治療

近年の飛躍的な科学の進歩は、皮膚細胞を再プログラム処置して、いわゆる多能性幹細胞にすることを可能としました。「多能性」という意味は、一旦作られると、体中のいろんな種類の細胞に分化する能力を獲得するということです。いかにして科学者はこの著明な成果を得るのでしょうか？それは、研究室で、人の遺伝子地図をコードするいくつかの転写制御因子の発現を誘発させ、これらの因子を誘導することにより誘導多能性幹細胞またはiPS幹細胞と呼ばれるものを生成するという方法によってなのです。

最初の実験では、Oct4、Sox2、Klf4、Mycという化学物質の組合せを用

いて、線維芽細胞（皮膚細胞）から、安定的に自己複製する細胞を誘発しました。意外なことに、これらの細胞は胚性幹細胞（ES細胞）に非常に似ています。この実験にはヒトの胎芽が必要ですが、皮膚細胞から幹細胞を生成することができるようになれば、幹細胞研究のためにヒトの胎芽を利用することは終わるに違いありません。

　幹細胞を再プログラムすることは、今やさまざまな種類の細胞で行われ、皮膚細胞を超えてはるかに広がっています。いくつかのより新しい技術は、さまざまな体組織からの細胞を再プログラムするために使用されました。これらの方法には、核移植、細胞融合、培養細胞の外移植、いくつかの明確な因子と化学物質による細胞の形質導入などがあります。再プログラムの基礎となる正確な分子機構はいまだ明らかではありませんが、科学者が多くのソースから幹細胞を再現的に生成することができ、多くの種類の細胞を再プログラムすることができるという決定的発見を利用することが重要です。

　iPS幹細胞は、すべての大陸の患者と家族にパーキンソン病を治療する可能性と希望を与えました。この細胞の再プログラム技術を通して、テーラーメードの細胞を生成し、神経治療として用いることができるでしょうか？　最近のラットと霊長類研究は、これらの細胞をつくり、移植し、生存させることができて、パーキンソン病の症状の悪化を防ぐことができたということを明らかにしています。それでは、なぜ私たちはすぐに幹細胞による根治治療に至らなかったのでしょうか？

　それは、iPS幹細胞の治療準備を臨床実現へ移すためには超えなければならない大きなハードルがあるからです。これらの準備では、完全に純粋なiPS細胞に、将来的に腫瘍を形成する可能性がある未分化細胞が混じっていないことが決定的に重要となります。最も重要な課題は、複雑なパー

キンソン病の回路に患者にiPS細胞を正確に配送し、これらの細胞の機能的な移植を容易にする技術の開発です。現在、基底核の脳運動回路と非運動回路は非常に精巧で多重となっているので、単に一か所に細胞を移植することでは十分な治癒にならないことに科学者は気づき始めているのです。

　しかし、iPS細胞の直接的かつ即効性のある利用法が、パーキンソン病研究にはいくつかあります。この技術をすぐに応用できるのは、薬物スクリーニングと疾患モデリングの2つの用途です。iPS細胞を用いて行われる高効率薬物スクリーニングの改善においては、パーキンソン病の症状を治療する薬として用いることができる合成物の識別を可能にするかもしれません。

## 標的ウイルスアプローチ

　患者によくきかれる質問は「遺伝子治療とは何か？」というものです。遺伝子治療とは遺伝情報（DNA）をパーキンソン病のヒトの細胞および組織に入れることで、最もシンプルな形は、ゲノムの欠損部を新しいコピーで置き換えることでしょう。遺伝子治療が進化しているという話題で、最も興味深い部分は、脳から遺伝情報を運ぶベクターとしてウイルスを用いることでした。ウイルスは不活性化され、安全に用いることができ、彼らには遺伝物質または神経栄養因子をタグ付けすることができます。神経栄養因子は、脳細胞の生存、発達、適切な機能化を誘発する蛋白質の一種です。

　パーキンソン病患者における遺伝子治療または神経栄養因子の治験には、主に3つのものがあります。第1の治験はアミノ酸脱炭酸酵素を供給することを目的としたもので、Avigen社がスポンサーとなりました。脳

の酵素であるアミノ酸脱炭酸酵素は、レボドパ（メネシットやマドパー）のようなドパミン補充薬の効果を強化します。この治療は運動症状を改善し薬剤投与量を減らして、副作用を減らすことを目的としました。最初の研究において、いくらかの軽度の改善があったことが示されましたが、その治療効果はその予想された範囲よりも少ないものでした。しかし安全であることは証明されています[112]。

もう一つの大きな治験は、脳内でドパミン細胞を修復して助けるかもしれない蛋白質であるニュートリンを供給するというものです[113]。Ceregene社が提供したニュートリンはグリア細胞から由来する神経栄養因子（GDNF）と同じ蛋白質ファミリーに属します。GDNFはAmgenがスポンサーとなり、最近公表されたパーキンソン病のもう一つの遺伝子治療の治験ですが、期待外れの結果でした。ニュートリン試験も、GDNF試験と同様に芳しくない結果でしたが、研究者らはニュートリンを最適でない場所に挿入したからだと信じていて、現在再試験をしているところです。

グルタミン酸デカルボキシラーゼ（GAD）と呼ばれる酵素に焦点を合わせた最後の遺伝子治療の治験は、Neurologixがスポンサーとなりました。コーネル大学のマイケル・カプリットとマット・ダーリングらは、2007年にランセット誌で、「パーキンソン病のGAD遺伝子を輸送するアデノ随伴ウイルス（AAV）による遺伝子治療の安全性および忍容性：非盲検第一相試験」を報告しています。

視床下核（STN）は、淡蒼球と呼ばれる脳のもう一つの構造に向かって、グルタミン酸という化学物質を放出する脳構造です。多くの治療方式がこのSTNから出力を制御し、ニューロモジュレーションすることに焦点を合わせています。そのようなアプローチのひとつに、リードを脳に挿入し

て電気を与え、STNから放射している発射パターンを変える深部脳刺激法があります。カプリットらは、STNを化学的に興奮性の神経核から、化学的に抑制性の核に変えるという、遺伝子治療を用いた別の革新的なアプローチを開発したのです。

　彼らが提唱して、行ったことは非常に巧妙でした。彼らは、「グルタミン酸脱炭酸酵素（GAD）遺伝子をもったアデノ随伴ウイルス（AAV）をパーキンソン病患者のSTNに転写する」ことの安全性、忍容性、予備効果を測定しました。元の研究は11例の患者だけで、そのグループは典型的には脳深部刺激療法の対象となるパーキンソン病の薬剤関連の運動症状のオン／オフ変動があり、認知機能障害は軽度で、70歳未満の条件に類似した患者でした。その最も重要な結果は、遺伝子治療に関連した有害事象がなかったということで、患者の運動スコアに有意な改善も見られましたが、その結果は世界がこの分野に揺るがすほどには重大ではありませんでした。

　より長期の追跡調査が必要ですが、運動スコアの変化の量は、脳深部刺激療法で認められたのと同じでした。脳深部脳刺激療法は似たような患者群において優れた有益性を提供しているので、多くの専門家は遺伝子治療が超えなければならない「障壁」は高いと考えています。予備試験の分析項目での有益性は、脳深部刺激療法と同様に主に運動機能であり、非運動機能またはレボドパ非反応性症状（うつ、睡眠、歩行、バランス、コミュニケーションなど）の領域ではありませんでした。神経核の興奮性機能を抑制性機能に変えることが学習に影響を及ぼすかどうかは誰も分かりませんが、だからこそ、注意深い経過観察が必要であると考えられます。[114, 115, 116]

　カプリットの研究で最も重要な発見は、遺伝子治療がパーキンソン病の

患者でうまく行われたことです。この成功は将来の遺伝子療法ならびに併用療法（幹細胞プラス遺伝子、遺伝子プラス薬剤、遺伝子プラス脳深部刺激療法）への希望の扉を開けるものでした。

　3つの公表された遺伝子と栄養因子のウイルス治療のアプローチは、パーキンソン病の障害となる症状に対処する見事な方法です。しかし、遺伝子治療が治癒をもたらすために何が必要なのでしょうか？　最終的には、私たちはこのアプローチで扱うべき患者のターゲットと種類をより理解する必要があります。パーキンソン病の進行を修飾し抑えるためのターゲットが必要で、効果に違いを出すためには、病気が初期の時点で、遺伝子治療や栄養因治療を導入する必要があるでしょう。

## 低分子干渉 RNA 法

　小分子干渉リボ核酸（RNA）（siRNAとして知られている）は、特定の遺伝子の発現を阻害したり促進したりすることができる二本鎖RNA分子の一種です。その干渉テクニックは、特有の遺伝子の機能を同定したり、さらに薬物療法のためのターゲットを開発するのに用いたりすることができます。あなたの体の遺伝コードは、アデニン、グアニン、シトシン、チミンといった、4つのヌクレオチド（DNAとRNAを作る分子）から成り立っています。これらの4つのヌクレオチドは慎重に並べられ、それらはRNAと呼ばれるものに転写されます。それからRNAはさらに転写され、体の蛋白質を作るために読み込まれるわけです。siRNAの技術は、DNAの発現を変えるためにRNAの二本鎖を使用する方法として設計されました。

　siRNAの技術はロンドンのデイビッド・ボールコムの研究室で最初に報告されました。彼らは植物の遺伝子接合に焦点を定めており、ボールコムは、この技術がどれだけ重要になるかまったく分からなかったとい

います。後に、トーマス・トゥッシェルが、ネイチャー誌に、この技術を哺乳類に導入した論文を公表し、その中で、この分野における有望な新しい治療ツールが得られたと紹介しました。今日、この技術はすべての病気の多くで適用できることが大いに期待されています。加齢黄斑変性症、エボラウイルスなど、その他の病気を治療するためにsiRNAを使用しようという試みが最近ありましたが、現在まで、この技術は人間の生体環境内で確実なものであるとは証明されていません。問題はsiRNAの導入によって起こる自分の免疫が自分の体を攻撃する免疫応答でした。

興味深いことに、加齢黄斑変性症においてはsiRNAsは脈管形成因子として知られている血管の成長にとって重要な遺伝子をノックダウンするように設計されていました。研究者たちは、遺伝子に対する直接的な効果のためではなく、むしろ体の自己免疫応答によりsiRNAが有効であったことを発見しています。この要素を考慮に入れて将来の試験を行う必要があるでしょう。

エボラでは予備試験結果はより劇的ではるかに有望でした。ボストン大学の研究者たちは、siRNAを用いた技術はこの恐ろしいウイルスの最初の治療であると証明されるかもしれないと信じています。霊長類での予備試験は期待できる結果であり、次のエボラの大流行に適用されるときに、うまくいくかどうか興味深いものとなっています[117, 118, 119]。

しかし、siRNAをパーキンソン病の治療に適応するのは、挑戦的であることが分かりました。siRNAがパーキンソン病でアルファ・シヌクレインの過剰発現の原因となる遺伝子を対象として用いられたとき、予想された確固たる有効性がみられなかったのです。どのような方法でsiRNAの治療を提供するのが最善か、どんなターゲットに狙いを定めるべきか、さらにターゲット以外の、予想外で予期しない副作用などでパーキンソン病研究

者を困らせました。研究者がsiRNA治療を制御するためのより望ましい方法を考案することができたなら、それは遺伝性パーキンソン病のための非常に強力な対症療法や根治治療にさえなるかもしれません。

## オプトジェネティクス（光遺伝学）によるアプローチ

　私たちの世代で最も有名な科学者の1人であるフランシス・クリックは、同僚のジェイムス・ワトソンと一緒にヒトDNAの特徴として現在知られている二重螺旋構造を1953年に発見しました。1970年代に、クリックはヒト細胞を制御する光の使用を含む将来発見して欲しいものリストをサイエンティフィック・アメリカン誌上で議論しています。光科学と光線療法は、両者とも「おかしいし、不自然だ」と思われていたものでした。しかし21世紀前半の最近の発見はこの視点を劇的に変えました。何人かの非常に優秀な科学者のおかげで、オプトジェネティクス（光遺伝学）と呼ばれる新しい分野が生まれ、それがパーキンソン病の科学おいても、近年最も重要な領域の1つに発展したのです。

　オプトジェネティクスとは何でしょうか？「オプト」は、脳細胞の興奮を最終的に調整するチャネルまたは酵素を活性化するために、脳に光をあてることを意味します。その技術は独特で、脳のもともとの細胞発火パターンを加えたり削除したりすることができます。さらに、脳細胞の発火は正確にミリ秒間隔で操作することができ、その光ファイバー光源は頭蓋骨の上もしくは脳深部に入れることが可能です。

　オプトジェネティクスの遺伝学の部分は、脳に遺伝子を発現させるために、単純ウイルスキャリアシステムを利用しています。これらの遺伝子の発現で最も重要なものはオプシンであり、それは光でスイッチをオンにすることができる構造の1つです。この技術のために使われる最も知られて

いるオプシンは、チャネルロドプシン-2と呼ばれるもので、科学者によって藻の実験系から発見されました。遺伝子変異（オプシン）が挿入されたところに光を照射することによって、科学者は脳の内なる会話である細胞発火を徹底的に調べることができます。この技術によって、研究者は、過去の古典的遺伝子操作モデル動物に戻って、より特異性のある実験をすることができたのです。

オプトジェネティクスのパイオニアグループのスタンフォード大学のアレクセイ・クラヴィッツらは、ネイチャー・メディスン誌で、パーキンソン病に関する重要な論文を発表しました[120]。クラヴィッツらは、オプトジェネティクスによって、パーキンソン症候群のモデル動物を良くすることも悪くすることもできたと証明したのです。研究者らは、安定した基底核の直接および間接経路をうまく処理した単純な実験をしました。それはパーキンソン病の発生に関係しているとされる有名な"容疑者"であり、その著者は以下のようなことを報告しました：

「マウスでチャネルロドプシン-2のウイルス発現によって、中型有棘神経細胞の直接および間接的経路細胞を光制御することができた。間接経路の中型有棘神経細胞の興奮は、パーキンソン病状態、つまり、すくみ、運動緩慢、歩行障害を引き起こし、直接経路の中型有棘神経細胞の興奮は、すくみと、歩行障害を減らした。」

このネイチャー誌の1か月前、ウェイクフォレスト大学のバスらは、ドパミン放出を制御する光遺伝学的アプローチを発表しました[121]。これらの論文の発表以降、パーキンソン病における研究が急増したのです。

こうして光と遺伝学を用いて脳回路を活性化することは、SFの夢から現実へと発展しました。その技術はおそらく次の10年の間さらに洗練され、最終的にパーキンソン病の原因となる病気の過程の重要な手掛かりを解明する可能性が相当高いと思います。オプトジェネイクスは、さらに、新しい治療への可能性も広げるかもしれません。その技術は、この神経変

性疾患に光を照らすと思われますが、この技術が病気の治癒に用いられるのか、また幹細胞やその他の治療法と併用されるのかどうかはまだ分からない事柄となります。うまくいけば、チャネルロドプシン-2がパーキンソン病の脳で、強力な対症療法としてターゲットの特異的な細胞に挿入されるということも、近い将来あるかもしれません。さらにオプトジェネィクスの発見者、カール・ダイスロスがいつかノーベル賞を授与されることもありうるだろうと考えています。

## 蛋白と蛋白変性経路を治療対象とする

　科学者は、パーキンソン病に至る経路を神経変性のカスケードとしてまとめて言及しました。非常に簡単に言えば、脳は日常的な機能を果たすために蛋白質を処理しなければなりません。変性カスケードを通じて蛋白質はユビキチンと呼ばれる物質にタグをつけられ、そしてプロテオソームと呼ばれる脳のゴミ処理装置に送られます。この過程で、蛋白質はミスフォールドし、凝集し積み上がります。トップ研究者の一部は、単に神経変性カスケードを対象として、ミスフォールデイングと凝集が始まる前にそれを変えることが1つの治療戦略となる可能性があると考えています。この問題に取り組むための、いくつかの化合物と遺伝子治療によるアプローチが現在進行中です。

## ハイコンテント・薬剤スクリーニングアプローチ

　細胞生物学と遺伝学に基づいたパーキンソン病に関する理解の進歩は、高効率な薬のスクリーニングを現実のものとしました。この技術が機能する方法は驚くほど単純です。研究者は、関心のある細胞、蛋白質、遺伝子、要素を特定し、それからマイクロタイター・プレートを使用します。このプレートにはウェルと呼ばれる何千もの小さいくぼみがあり、ウェルは

パーキンソン病研究者によって選ばれた要素で満たされます。続いて、機械が候補となる薬剤をそれぞれのウェルに投与されます。これらの薬剤の多くは、すでに他の用途のためにFDAによって承認されているので、効果が確認できればすぐに患者に用いることができます。研究者は「当たり」の陽性反応を示している組合せを探していくのです。近代オートメーション化したシステムをもちいた高処理薬物スクリーニングは、パーキンソン病薬を捜す作業をより早く効率的なものにするに違いありません。

しかし、このアプローチには問題がいくつかあります。第一に、単に「当たり」がでただけでは、それがパーキンソン病患者における安全かつ有効な治療になることを意味しません。第２に、臨床的試験でそれぞれのパーキンソン病薬を検査するには何千もの患者と何千万ドルものお金が必要となります。最後に、個々の「当たり」はパーキンソン病の特定の遺伝性やその他の型のパーキンソン病に特異性がある場合にのみ有効で、パーキンソン症状のすべてに適用できるとは限らないかもしれません。高処理スクリーニングのための１つの大きな挑戦は、適切で可能性が高いパーキンソン病薬をすみやかに市場にもたらす効率的なパイプライン・システムをつくることであると考えられます。

## パーキンソン病における神経保護トライアル

パーキンソン病の神経保護探索トライアル（NET-PD）は、アメリカ国立衛生研究所によって何年も前に、パーキンソン病の有望な治療法を見つけるための検査センターの共同事業として紹介された概念です。私の同僚で親友のラモン・ロドリゲス医師は、フロリダ大学でその１つを運営していて、その過程がどうなっているか教えてくれました。

NET-PDは、病気の進行を遅くするための薬理学的アプローチを評価するようにデザインされたもので、その共同事業では現在まで、コエンザイ

ムQ10、GPi-1485、ミノサイクリン、クレアチンを検査する努力が行われてきました。これらの4つの化合物はそれぞれパーキンソン病で有効性があるかどうかの裏付け研究が大量に行われたのです。

現在は、クレアチンのみ研究が進行中で結論が出ていないため、疾患修飾性アプローチの可能性が残っているという状況です。このアプローチへの1つの大きな批判は、薬の選択は、潜在的リスク、有益性、科学的なデータを考慮しているものの、一部の主導的な専門家の意見によってしまい、まだ真実にはほど遠いのです。さらにこのアプローチに費やされるコストは実質的に何千万ドルにも及び、費用対効果が少ないとも言われます。薬剤がNET-PDや製薬会社による試験によって見つかるためには、この分野においてパーキンソン病パイプライン・システムにおける薬剤開発の過程を洗練する必要があるでしょう。

## パーキンソン病ワクチン

最近、あるパーキンソン病の新しい治療法が患者に使用する試験に入りました。オーストリアのAFFiRiS社が、パーキンソン病進行を止めるためのワクチンの2年間の臨床的試験を開始したのです。

パーキンソン病は、アルファ・シヌクレインという脳蛋白質の沈着を伴う神経変性を来たします。パーキンソン病が進行するにつれて、この蛋白質は凝集して全体に脳を広がるように見えます。多くの専門家は、パーキンソン病における脳のダメージの多くは脳におけるこの蛋白沈着の過程と消去の失敗によると信じています。

パーキンソンのワクチンを支持しているそのアイデアは、単純なものです。患者はアルファ・シヌクレインに対する免疫系反応を刺激する4つの

注射を受けることにより、抗体が増加し悪い脳蛋白質を攻撃し、最終的にそれらを消し去ることが期待できるというのです。32例のパーキンソン病患者が、PD01Aプロジェクトと呼ばれる2年間の安全性および忍容性の研究に参加しました。その研究はパーキンソン病の病気の進行を修飾することを意図し、現在ウィーンで進行中です。

　すべての専門家が、これらの脳蛋白質の除去が臨床的に意味のある変化と病気の進行を修飾することになると考えているというわけではありません。さらに、アルツハイマー病患者でタウ・蛋白質を除去する試みにおいて数人の患者が重篤な髄膜脳炎を合併したため、重大な安全の懸念が生まれ、AN1792というワクチンの研究が中断に至ったことが広く公表されていると知っておいてほしいと思います。

　患者は、ワクチンがまだ、まさしく実験初期の段階であるということを知っておくべきですが、このアイデアは斬新でそのアプローチは有望です。ワクチンが臨床的治験の次の相へ移る前に、安全性、忍容性と臨床的有効性が示される必要があり、その希望は、パーキンソン病関連の脳蛋白質を消去することが病気を修飾することになるのです。同様のアプローチは、アルツハイマー病、糖尿病、動脈硬化症などの他の病気においても研究されています。

## 新しい治療はあなたの通う外来でも可能になるかもしれない

　パーキンソン病の機能障害を起こす症状に対処するためには、多くの有望な方法があります。刺激的な治療の進歩は、最近わずか数年で導入され洗練されてきました。この世代の科学者と臨床医の創造力と臨機応変さは、新しい治療法へ私たちを導き続けるでしょう。あなたにも、臨床治験が計画された際には新しい治療を受ける資格があるかもしれません。外

来に受診するたびに、新しい、わくわくするような、有望なものはないか、あなたの主治医に尋ねてください。次に、臨床的治験に参加したいかどうかを考えてみましょう。そして、この病気と戦うためにより良い治療法とより創造的なアプローチへ向かうきわめて重要なムーブメントを起こしましょう。

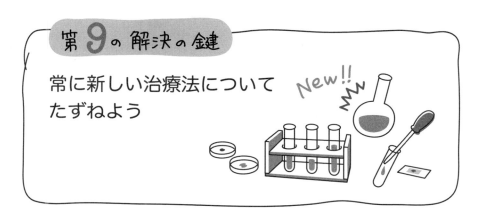

第9の解決の鍵

常に新しい治療法についてたずねよう

# 第10章 幸福と有意義な人生への希望に火をつける

　私は何千人ものパーキンソン病患者の人生を共有できて誇りに思っています。私の進む道は、パーキンソン病患者との多くの関わりを通して非常に明確となっています。彼らの問題は私の問題となりました。私は彼らが十分に意味のある人生の機会が得られるように、彼らの心配と懸念から保護することが私の仕事だと考えます。

　パーキンソン病患者の旅は、希望が燃料であり、最終的に彼らに幸福へと導くのも希望であると分かりました。時には困難な旅を終わりまで照らし続けるのは"希望"です。一般の人は、ルー・ゲーリッグ病やアルツハイマー病とパーキンソン病を混同する場合がありますが、私たちは、パーキンソン病の患者にそれらの病気とは非常に異なり、平均して長く健康的な人生を送る可能性が高いことを伝えなければなりません。

**幸福への希望に火をつけるヒントには、以下のようなものがあるでしょう。**

- 病気によって定義されない。
- 「本質的な価値」をもち、育てる
- 家族と友人を受け入れる。
- あなたがどんな人になりたいかというビジョンをもち、そのビジョンを生きる。
- パーキンソン病や他の慢性疾患の患者や家族と旅を共有する。
- 薬と、そのタイミング、副作用を知る。
- 毎日運動し、予定外の入院の準備をしておく。

- 共感できる医師を選ぶ。
- 少なくとも年1回パーキンソン病専門の学際的チーム(理学療法、作業療法、臨床心理士、精神科医、言語/嚥下療法士、ソーシャル・ワーカーを含む)を受診する。
- 脳を手術して、電気刺激することは、いつか、病気の症状の改善に役だつ場合があることを知っておく。
- 新しい薬、手術、行動治療について頻繁に尋ねる。
- 病気に対する対症療法を最大化し、根治治療の検索で必要以上に消耗しない。
- お金のためにあなたの希望を乗っ取ろうとする人々(グルタチオン療法、キレーション、幹細胞治療での課金、奇跡的治癒療法など)に注意する。

希望は、宗教や政治的な立場に関係なく、パーキンソン病と戦うために使用できる最も強力な武器なのです。

あなたは、michaelokunmd@gmail.comで、著者と直接連絡を取ることができます。この本に関する質問・感想や、本をより良くするためのご意見など、どんなコメントでもお待ちしています。この本のホームページ(http://parkinsonsecrets.com/)には、患者と家族が自由に読めるパーキンソン病治療の最新ヒントを載せていて、ホームページには非英語版の翻訳者の略歴も載っています。

# 第10の解決の鍵
## 幸福と有意義な人生への希望に火をつける

# 用語集

**ベンゼラジド／レボドパ（マドパー）**
ヨーロッパやその他の地域で使用されるドパミン補充薬の一つ。

**カルビドパ／レボドパ（シネメット／メネシット）**
米国やその他の地域で使用されるドパミン補充薬の一つ。

**ドパミン作動薬**
単なるドパミン補充療法（メネシット／マドパー）と異なり、ドパミン作動薬は脳内のドパミン受容体を刺激する。主なドパミン作動薬にはプラミペキソール（ミラペックス）、ロピニロール（レキップ）、カベルゴリンなどがある。

**ドパミン調節異常症**
メネシットやマドパー、ペルゴリド（ペルマックス）、ロチゴチン（ニュープロ）などを渇望する中毒様の疾患。ロチゴチンはパッチ製剤。

**モノアミン酸化酵素B阻害剤（MAOBI）**
ドパミンの分解を阻害することによって機能するパーキンソン病の治療薬。主なものには、普通のセレギリン、水溶性（ゼラパー・ザイデス）、アジレクト（ラサギリン）がある。MAO-B阻害剤は、パーキンソン病では低用量の使用であれば、その他の薬剤と併用しても、比較的安全である。薬物相互作用が多いのはMAO-A阻害剤であるが、MAO-A阻害剤は、パーキンソン病でめったに使われない。

**衝動制御障害**
典型的にはドパミン作動薬使用に伴う行動問題（むちゃ食い、ギャンブル、過剰性行動や、その他の不適切行動）。

**レビー小体**
アルファ・シヌクレインを含む蛋白沈着。この沈着は、パーキンソン病の病理学的特徴である。

**パンディング**
反復性の機械的な作業をしつづける強迫行動。

## 翻訳版著訳者

英語 - Michael S. Okun, M.D.
ポルトガル語 - Marianna Moscovich, M.D.
スペイン語 - Daniel Martinez, M.D.
中国語 - Yun Peng, M.D.
日本語 - Genko Oyama, M.D., Ph.D., Nobutaka Hattori, M.D. PhD
フィリピン語 - Criscley Go, M.D.
韓国語 - Ho-Won Lee, M.D.
アラビア語 - Omar Alsanaidi, M.D.
スウェーデン語 - Beata Ferencz, M.Sc.
ハンガリー後 -
ドイツ語 - Christine Daniels, M.D.
ウルドゥー語 - Mustafa Siddiqui, M.D.
タイ語 - Natlada Limotai, M.D.
インドネシア語 - Frandy Susatia, M.D.
フランス語 - Nadira AitSahlia, M.D.
ヒンディー語（インド）- Shankar Kulkarni, PhD.
マラーティー語（インド）- Aparna Shukla, M.D.
テルグ語（インド）- Ashok Sriram, M.D.
タミル語（インド）- Vinata Vedam-Mai, PhD.
イタリア語 - Marco Sassi, M.D.
ベンガル語 - Maria Hack
ロシア語 - Mindaugas Bazys, M.D.
オランダ語 - Peggy Spauwen, M.Sc.
ポーランド語 - Emila Sitek, M.D., Jaroslaw Slawek, M.D.

# 参考文献

1. Wang, S.-C., Lu Xun, a Biography1984: Foreign Languages Press.
2. Steinbeck, J., Travels with Charley in Search of America. Penguin Classic2012: Penguin.
3. Bhalla, S., Quotes of Gandhi1995: UBS Publishers Distributors.
4. Dorsey, E.R., et al., Projected number of people with Parkinson disease in the most populous nations, 2005 through 2030. Neurology, 2007. 68(5): p. 384-6.
5. Dungy, T., The Mentor Leader: Secrets to Building People and Teams That Win Consistently2010: Tyndale Momentum.
6. From James Parkinson to Friederich Lewy: leaving landmarks for further research journeys. Funct Neurol, 2003. 18(2): p. 63-4.
7. Holdorff, B., Friedrich Heinrich Lewy (1885-1950) and his work. J Hist Neurosci, 2002. 11(1): p. 19-28.
8. Paterniti, M., Driving Mr. Albert: A Trip Across America with Einstein's Brain2001: Dial Press.
9. Abelson, J.N., Simon, M.I., Wetzel, R., Amyloid, Proteins, Prions, and Other Aggregates. Vol. 309. 1999: Academic Press.
10. Braak, E. and H. Braak, Silver staining method for demonstrating Lewy bodies in Parkinson's disease and argyrophilic oligodendrocytes in multiple system atrophy. J Neurosci Methods, 1999. 87(1): p. 111-5.
11. Braak, H. and E. Braak, Pathoanatomy of Parkinson's disease. J Neurol, 2000. 247 Suppl 2: p. II3-10.
12. Braak, H., et al., Pattern of brain destruction in Parkinson's and Alzheimer's diseases. J Neural Transm, 1996. 103(4): p. 455-90.
13. Takahashi, H., [Pathology of neurodegenerative diseases: with special reference to Parkinson's disease and amyotrophic lateral sclerosis]. Rinsho Shinkeigaku, 2002. 42(11): p. 1085-7.

14. Cooper, J.M.J., Woodrow Wilson: A Biography2011: Vintage First Edition.
15. Carp, L., George Gershwin-illustrious American composer: his fatal glioblastoma. Am J Surg Pathol, 1979. 3(5): p. 473-8.
16. Ljunggren, B., The case of George Gershwin. Neurosurgery, 1982. 10(6 Pt 1): p. 733-6.
17. Parent, M. and A. Parent, Substantia nigra and Parkinson's disease: a brief history of their long and intimate relationship. Can J Neurol Sci, 2010. 37(3): p. 313-9.
18. Finger, S., Origins of Neuroscience: A History into Explanations into Brain Function2001: Oxford University Press.
19. Okun, M.S., Fernandez, H.H., Ask the Doctor About Parkinson's Disease2009: Demos Health.
20. Jin, D.Z., N. Fujii, and A.M. Graybiel, Neural representation of time in cortico-basal ganglia circuits. Proc Natl Acad Sci U S A, 2009. 106(45): p. 19156-61.
21. Sacks, O., Awakenings1999: Vintage.
22. Langston, J.W., The Case of the Frozen Addict1996: Vintage.
23. Stegemoller, E.L., T. Simuni, and C. MacKinnon, Effect of movement frequency on repetitive finger movements in patients with Parkinson's disease. Mov Disord, 2009. 24(8): p. 1162-9.
24. Stegemoller, E.L., T. Simuni, and C.D. Mackinnon, The effects of Parkinson's disease and age on syncopated finger movements. Brain Res, 2009. 1290: p. 12-20.
25. Benabid, A.L., [Stimulation therapies for Parkinson's disease: over the past two decades]. Bull Acad Natl Med, 2010. 194(7): p. 1273-86.
26. Benabid, A.L., et al., Long-term electrical inhibition of deep brain targets in movement disorders. Mov Disord, 1998. 13 Suppl 3: p. 119-25.
27. Benabid, A.L., et al., Chronic VIM thalamic stimulation in Parkinson's disease, essential tremor and extra-pyramidal dyskinesias. Acta Neurochir Suppl (Wien), 1993. 58: p. 39-44.

28. Benabid, A.L., J.F. Le Bas, and P. Pollak, [Therapeutic and physiopathological contribution of electric stimulation of deep brain structures in Parkinson's disease]. Bull Acad Natl Med, 2003. 187(2): p. 305-19; discussion 319-22.
29. Benazzouz, A. and M. Hallett, Mechanism of action of deep brain stimulation. Neurology, 2000. 55(12 Suppl 6): p. S13-6.
30. Lozano, A.M., et al., Deep brain stimulation for Parkinson's disease: disrupting the disruption. Lancet Neurol, 2002. 1(4): p. 225-31.
31. Lozano, A.M. and H. Eltahawy, How does DBS work? Suppl Clin Neurophysiol, 2004. 57: p. 733-6.
32. McIntyre, C.C., et al., Uncovering the mechanism(s) of action of deep brain stimulation: activation, inhibition, or both. Clin Neurophysiol, 2004. 115(6): p. 1239-48.
33. McIntyre, C.C., et al., How does deep brain stimulation work? Present understanding and future questions. J Clin Neurophysiol, 2004. 21(1): p. 40-50.
34. Okun, M.S., Deep-brain stimulation for Parkinson's disease. N Engl J Med, 2012. 367(16): p. 1529-38.
35. Lee, K.H., et al., Emerging techniques for elucidating mechanism of action of deep brain stimulation. Conf Proc IEEE Eng Med Biol Soc, 2011. 2011: p. 677-80.
36. Lee, K.H., et al., High frequency stimulation abolishes thalamic network oscillations: an electrophysiological and computational analysis. J Neural Eng, 2011. 8(4): p. 046001.
37. Vedam-Mai, V., et al., Deep brain stimulation and the role of astrocytes. Mol Psychiatry, 2012. 17(2): p. 124-31, 115.
38. Steindler, D.A., M.S. Okun, and B. Scheffler, Stem cell pathologies and neurological disease. Mod Pathol, 2012. 25(2): p. 157-62.
39. Wang, S., et al., Neurogenic potential of progenitor cells isolated from postmortem human Parkinsonian brains. Brain Res, 2012. 1464: p. 61-72.

40. Okun, M.S. and K.D. Foote, Parkinson's disease DBS: what, when, who and why? The time has come to tailor DBS targets. Expert Rev Neurother, 2010. 10(12): p. 1847-57.

41. Oyama, G., et al., Selection of deep brain stimulation candidates in private neurology practices: referral may be simpler than a computerized triage system. Neuromodulation, 2012. 15(3): p. 246-50; discussion 250.

42. Okun, M.S., et al., Development and initial validation of a screening tool for Parkinson disease surgical candidates. Neurology, 2004. 63(1): p. 161-3.

43. Alexander, G.E., M.D. Crutcher, and M.R. DeLong, Basal ganglia-thalamocortical circuits: parallel substrates for motor, oculomotor, "prefrontal" and "limbic" functions. Prog Brain Res, 1990. 85: p. 119-46.

44. Alexander, G.E., M.R. DeLong, and P.L. Strick, Parallel organization of functionally segregated circuits linking basal ganglia and cortex. Annu Rev Neurosci, 1986. 9: p. 357-81.

45. DeLong, M. and T. Wichmann, Deep brain stimulation for movement and other neurologic disorders. Ann N Y Acad Sci, 2012. 1265: p. 1-8.

46. DeLong, M.R., et al., Role of basal ganglia in limb movements. Hum Neurobiol, 1984. 2(4): p. 235-44.

47. Delong, M.R., et al., Functional organization of the basal ganglia: contributions of single-cell recording studies. Ciba Found Symp, 1984. 107: p. 64-82.

48. Goetz, C.G., The history of Parkinson's disease: early clinical descriptions and neurological therapies. Cold Spring Harb Perspect Med, 2011. 1(1): p. a008862.

49. Kempster, P.A., B. Hurwitz, and A.J. Lees, A new look at James Parkinson's Essay on the Shaking Palsy. Neurology, 2007. 69(5): p. 482-5.

50. Williams, D.R., James Parkinson's London. Mov Disord, 2007. 22(13): p. 1857-9.

51. Aarsland, D., et al., Depression in Parkinson disease--epidemiology, mechanisms and management. Nat Rev Neurol, 2012. 8(1): p. 35-47.

52. Gallagher, D.A. and A. Schrag, Psychosis, apathy, depression and anxiety in Parkinson's disease. Neurobiol Dis, 2012. 46(3): p. 581-9.
53. Tan, L.C., Mood disorders in Parkinson's disease. Parkinsonism Relat Disord, 2012. 18 Suppl 1: p. S74-6.
54. Aarsland, D., L. Marsh, and A. Schrag, Neuropsychiatric symptoms in Parkinson's disease. Mov Disord, 2009. 24(15): p. 2175-86.
55. Marsh, L., et al., Provisional diagnostic criteria for depression in Parkinson's disease: report of an NINDS/NIMH Work Group. Mov Disord, 2006. 21(2): p. 148-58.
56. Marsh, L., et al., Psychiatric comorbidities in patients with Parkinson disease and psychosis. Neurology, 2004. 63(2): p. 293-300.
57. Pontone, G.M., et al., Prevalence of anxiety disorders and anxiety subtypes in patients with Parkinson's disease. Mov Disord, 2009. 24(9): p. 1333-8.
58. Pontone, G.M., et al., Anxiety and self-perceived health status in Parkinson's disease. Parkinsonism Relat Disord, 2011. 17(4): p. 249-54.
59. Kirsch-Darrow, L., et al., Dissociating apathy and depression in Parkinson disease. Neurology, 2006. 67(1): p. 33-8.
60. Postuma, R.B., et al., Identifying prodromal Parkinson's disease: pre-motor disorders in Parkinson's disease. Mov Disord, 2012. 27(5): p. 617-26.
61. Postuma, R.B., J.F. Gagnon, and J.Y. Montplaisir, REM sleep behavior disorder: from dreams to neurodegeneration. Neurobiol Dis, 2012. 46(3): p. 553-8.
62. Schulte, E.C. and J. Winkelmann, When Parkinson's disease patients go to sleep: specific sleep disturbances related to Parkinson's disease. J Neurol, 2011. 258(Suppl 2): p. S328-35.
63. Suzuki, K., et al., [Sleep disturbances in patients with Parkinson disease]. Brain Nerve, 2012. 64(4): p. 342-55.
64. Barbeau, A., H. Mars, and L. Gillo-Joffroy, Adverse clinical side effects of levodopa therapy. Contemp Neurol Ser, 1971. 8: p. 203-37.
65. Barbeau, A., et al., Levodopa combined with peripheral decarboxylase

inhibition in Parkinson's disease. Can Med Assoc J, 1972. 106(11): p. 1169-74.

66. Barbeau, A., Editorial: Long-term assessment of levodopa therapy in Parkinson's disease. Can Med Assoc J, 1975. 112(12): p. 1379-80.

67. Barbeau, A., High-level levodopa therapy in Parkinson's disease: five years later. Trans Am Neurol Assoc, 1974. 99: p. 160-3.

68. Barbeau, A., [The use of levodopa in diseases other than Parkinsonism]. Union Med Can, 1972. 101(5): p. 849-52.

69. Friedman, J.H., Punding on levodopa. Biol Psychiatry, 1994. 36(5): p. 350-1.

70. Fernandez, H.H. and J.H. Friedman, Punding on L-dopa. Mov Disord, 1999. 14(5): p. 836-8.

71. Hammond, C.J., H.H. Fernandez, and M.S. Okun, Reflections: neurology and the humanities. A punder in Catch-22. Neurology, 2009. 72(6): p. 574-5.

72. Heller, J., Catch-22 1961: Simon and Schuster.

73. Giovannoni, G., et al., Hedonistic homeostatic dysregulation in patients with Parkinson's disease on dopamine replacement therapies. J Neurol Neurosurg Psychiatry, 2000. 68(4): p. 423-8.

74. LeWitt, P.A., J. Dubow, and C. Singer, Is levodopa toxic? Insights from a brain bank. Neurology, 2011. 77(15): p. 1414-5.

75. Parkkinen, L., et al., Does levodopa accelerate the pathologic process in Parkinson disease brain? Neurology, 2011. 77(15): p. 1420-6.

76. Fahn, S., et al., Levodopa and the progression of Parkinson's disease. N Engl J Med, 2004. 351(24): p. 2498-508.

77. Okun, M.S., et al., Piloting the NPF data-driven quality improvement initiative. Parkinsonism Relat Disord, 2010. 16(8): p. 517-21.

78. Voon, V. and S.H. Fox, Medication-related impulse control and repetitive behaviors in Parkinson disease. Arch Neurol, 2007. 64(8): p. 1089-96.

79. Voon, V., et al., Impulse control disorders in Parkinson disease: a

multicenter case-control study. Ann Neurol, 2011. 69(6): p. 986-96.

80. Weintraub, D., Dopamine and impulse control disorders in Parkinson's disease. Ann Neurol, 2008. 64 Suppl 2: p. S93-100.

81. Weintraub, D., et al., Impulse control disorders in Parkinson disease: a cross-sectional study of 3090 patients. Arch Neurol, 2010. 67(5): p. 589-95.

82. Weintraub, D., et al., Association of dopamine agonist use with impulse control disorders in Parkinson disease. Arch Neurol, 2006. 63(7): p. 969-73.

83. Shapiro, M.A., et al., The four As associated with pathological Parkinson disease gamblers: anxiety, anger, age, and agonists. Neuropsychiatr Dis Treat, 2007. 3(1): p. 161-7.

84. Limotai, N., et al., Addiction-like manifestations and Parkinson's disease: a large single center 9-year experience. Int J Neurosci, 2012. 122(3): p. 145-53.

85. Rabinak, C.A. and M.J. Nirenberg, Dopamine agonist withdrawal syndrome in Parkinson disease. Arch Neurol, 2010. 67(1): p. 58-63.

86. Moum, S.J., et al., Effects of STN and GPi deep brain stimulation on impulse control disorders and dopamine dysregulation syndrome. PLoS One, 2012. 7(1): p. e29768.

87. Lhommee, E., et al., Subthalamic stimulation in Parkinson's disease: restoring the balance of motivated behaviours. Brain, 2012. 135(Pt 5): p. 1463-77.

88. Zigmond, M.J., et al., Neurorestoration by physical exercise: moving forward. Parkinsonism Relat Disord, 2012. 18 Suppl 1: p. S147-50.

89. Smith, A.D. and M.J. Zigmond, Can the brain be protected through exercise? Lessons from an animal model of parkinsonism. Exp Neurol, 2003. 184(1): p. 31-9.

90. Petzinger, G.M., et al., Enhancing neuroplasticity in the basal ganglia: the role of exercise in Parkinson's disease. Mov Disord, 2010. 25 Suppl 1: p. S141-5.

91. Fisher, B., Intervention that challenges the nervous system confronts the

challenge of real-world clinical practice. J Neurol Phys Ther, 2011. 35(3): p. 148-9.

92. Corcos, D.M., C.L. Comella, and C.G. Goetz, Tai chi for patients with Parkinson's disease. N Engl J Med, 2012. 366(18): p. 1737-8; author reply 1738.

93. Hass, C.J., et al., Progressive resistance training improves gait initiation in individuals with Parkinson's disease. Gait Posture, 2012. 35(4): p. 669-73.

94. Snijders, A.H., et al., Bicycling breaks the ice for freezers of gait. Mov Disord, 2011. 26(3): p. 367-71.

95. Snijders, A.H., M. van Kesteren, and B.R. Bloem, Cycling is less affected than walking in freezers of gait. J Neurol Neurosurg Psychiatry, 2012. 83(5): p. 575-6.

96. Alberts, J.L., et al., It is not about the bike, it is about the pedaling: forced exercise and Parkinson's disease. Exerc Sport Sci Rev, 2011. 39(4): p. 177-86.

97. Ahlskog, J.E., Does vigorous exercise have a neuroprotective effect in Parkinson disease? Neurology, 2011. 77(3): p. 288-94.

98. Keus, S.H., et al., The ParkinsonNet trial: design and baseline characteristics. Mov Disord, 2010. 25(7): p. 830-7.

99. Keus, S.H., et al., Improving community healthcare for patients with Parkinson's disease: the dutch model. Parkinsons Dis, 2012. 2012: p. 543426.

100. Munneke, M., et al., Efficacy of community-based physiotherapy networks for patients with Parkinson's disease: a cluster-randomised trial. Lancet Neurol, 2010. 9(1): p. 46-54.

101. Nijkrake, M.J., et al., The ParkinsonNet concept: development, implementation and initial experience. Mov Disord, 2010. 25(7): p. 823-9.

102. Aminoff, M.J., et al., Management of the hospitalized patient with Parkinson's disease: current state of the field and need for guidelines. Parkinsonism Relat Disord, 2011. 17(3): p. 139-45.

103. Gerlach, O.H., et al., Deterioration of Parkinson's disease during hospitalization: survey of 684 patients. BMC Neurol, 2012. 12: p. 13.

104. Gerlach, O.H., V.J. Rouvroije, and W.E. Weber, Parkinson's disease and hospitalization: the need for guidelines. Parkinsonism Relat Disord, 2011. 17(6): p. 498.

105. Chou, K.L., et al., Hospitalization in Parkinson disease: a survey of National Parkinson Foundation Centers. Parkinsonism Relat Disord, 2011. 17(6): p. 440-5.

106. Wexler, A., Mapping Fate: A Memoir of Family, Risk, and Genetic Research1996: University of California Press.

107. Tanner, C.M., et al., Rotenone, paraquat, and Parkinson's disease. Environ Health Perspect, 2011. 119(6): p. 866-72.

108. Goldman, S.M., et al., Occupation and parkinsonism in three movement disorders clinics. Neurology, 2005. 65(9): p. 1430-5.

109. Goldman, S.M., et al., Solvent exposures and Parkinson disease risk in twins. Ann Neurol, 2012. 71(6): p. 776-84.

110. Hancock, D.B., et al., Pesticide exposure and risk of Parkinson's disease: a family-based case-control study. BMC Neurol, 2008. 8: p. 6.

111. Dick, F.D., et al., Gene-environment interactions in parkinsonism and Parkinson's disease: the Geoparkinson study. Occup Environ Med, 2007. 64(10): p. 673-80.

112. Christine, C.W., et al., Safety and tolerability of putaminal AADC gene therapy for Parkinson disease. Neurology, 2009. 73(20): p. 1662-9.

113. Marks, W.J., Jr., et al., Gene delivery of AAV2-neurturin for Parkinson's disease: a double-blind, randomised, controlled trial. Lancet Neurol, 2010. 9(12): p. 1164-72.

114. LeWitt, P.A., et al., AAV2-GAD gene therapy for advanced Parkinson's disease: a double-blind, sham-surgery controlled, randomised trial. Lancet Neurol, 2011. 10(4): p. 309-19.

115. Kaplitt, M.G., et al., Safety and tolerability of gene therapy with an adeno-

associated virus (AAV) borne GAD gene for Parkinson's disease: an open label, phase I trial. Lancet, 2007. 369(9579): p. 2097-105.

116. Feigin, A., et al., Modulation of metabolic brain networks after subthalamic gene therapy for Parkinson's disease. Proc Natl Acad Sci U S A, 2007. 104(49): p. 19559-64.

117. Mitka, M., Experimental RNA therapy shows promise against Ebola virus in monkey studies. JAMA, 2010. 304(1): p. 31.

118. Geisbert, T.W., et al., Postexposure protection of non-human primates against a lethal Ebola virus challenge with RNA interference: a proof-of-concept study. Lancet, 2010. 375(9729): p. 1896-905.

119. Feldmann, H., Are we any closer to combating Ebola infections? Lancet, 2010. 375(9729): p. 1850-2.

120. Kravitz, A.V., et al., Regulation of parkinsonian motor behaviours by optogenetic control of basal ganglia circuitry. Nature, 2010. 466(7306): p. 622-6.

121. Bass, C.E., et al., Optogenetic control of striatal dopamine release in rats. J Neurochem, 2010. 114(5): p. 1344-52.

## 著者について

　マイケル・S・オークン医師はパーキンソン病治療の世界的専門家で、刊行物によって世界でこの疾患と生きる人々を力づけるための声を伝えている。彼は、現在、フロリダ大学運動障害疾患・神経再生センターの教授、管理ディレクターおよび共同ディレクターである。神経変性疾患トランスレーショナルリサーチセンター、マクナイト脳研究所、フロリダ医科大学にも所属している。当センターは、キャンパスの多様な区域から45人以上の治療、アウトリーチ、教育、研究に熱心な学際的な教職員が特徴である。すべての専門家は1カ所に集まり、パーキンソン病患者のためにより良い経験を与えるモデルを提供する。オークン医師はパーキンソン病のための学際的なケア概念に専心し、2006年からは全米パーキンソン財団の全米医学ディレクターとして就任し、パーキンソン病、ジストニア、トゥレット症候群と他の運動障害疾患の治療と研究のための最高の環境を促進するために40以上の全米パーキンソン財団中核研究センターとともに働いている。オークン医師はパーキンソン病研究のために全米パーキンソン財団、アメリカ国立衛生研究所、パーキンソン同盟、マイケル・J・フォックス財団から研究費を受けている。そして、現在、オンライン「専門医に聞こう」国際的フォーラムを全米パーキンソン財団のホームページで運営している。フォーラムは、南極を除くすべての大陸から質問に答え、最近3年だけで10,000以上の投稿がある無料サービスである。

　オークン医師は、運動障害疾患で苦しんでいる人々のために、彼の経歴の多くを治療センター開発に捧げた。彼は非運動基底核脳機能を調査する多数の研究経歴をもち、深部脳刺激法（DBS）の認知、行動、気分の効果の探索的研究に関与した。オークン博士は神経内科のアデレード・ラックナー・プロフェッサーシップをもち、300以上の査読論文と章、詩（ベッドサイドからの教訓（1995））を発表している。JAMA誌、ニューイング

ランド・ジャーナル・オヴ・メディシン誌を含む25誌以上の主要医学専門誌の査読をした。世界中パーキンソン病と運動障害疾患についての招待講演を行っている。彼の公表された仕事は、ニューイングランド・ジャーナル・オヴ・メディシン誌を含む多くの言語のソースでみられ、全米パーキンソン財団のフォーラムおよびブログでみられる。世界中からの訪問者が、最新のパーキンソンの治療に関する彼の意見を聞くためにフロリダ州・ゲインズビルに訪れる。そして、彼は国際的演者として人気が高い。彼は、「ベッドサイドからの教訓(1995)」や「専門家に尋ねよう」を含む多くの人気のあるパーキンソン病に関する本を書いた。

　もしこの本の内容や改善点についてご意見があれば、オークン医師に直接メールを送ることができる（okun@neurology.ufl.edu）。

　オークン医師による3つのパーキンソン病のブログでも有益な情報が得られる。

http://parkinsonsecrets.com/

http://movementdisorders.ufhealth.org/category/treatment/parkinsons-treatment-tips/

http://forum.parkinson.org/index.php?/forum/4-ask-the-doctor/&_ga=1.179204192.557051974.1481809228

パーキンソン病とともに生きる ー幸福のための10の鍵ー

| | |
|---|---|
| 2017年1月10日　第1版　第1刷発行 | 定　価　本体1,500円（税別） |
| | 著　者　Michael S. Okun |
| | 訳　者　大山 彦光　　服部 信孝Ⓒ |
| | 発行者　高原まゆみ |
| | 発行所　アルタ出版株式会社 |
| | 　　　　http://www.ar-pb.com |
| | 　　　　〒166-0016　東京都成田西3-7-12 |
| | 　　　　TEL 03-5790-8600　FAX 03-5790-8606 |

ISBN978-4-901694-92-6　C3047

JCOPY <㈳出版者著作権管理機構委託出版物>

本書の無断複製（コピー）は著作権法上での例外を除き禁じられています。複写される場合は，そのつど事前に　㈳出版者著作権管理機構（電話 03-3513-6969／FAX 03-3513-6979／e-mail：info@jcopy.or.jp）の許諾を得てください。